脉理溯源与灵兰真传

于永铎 于永敏 主 编

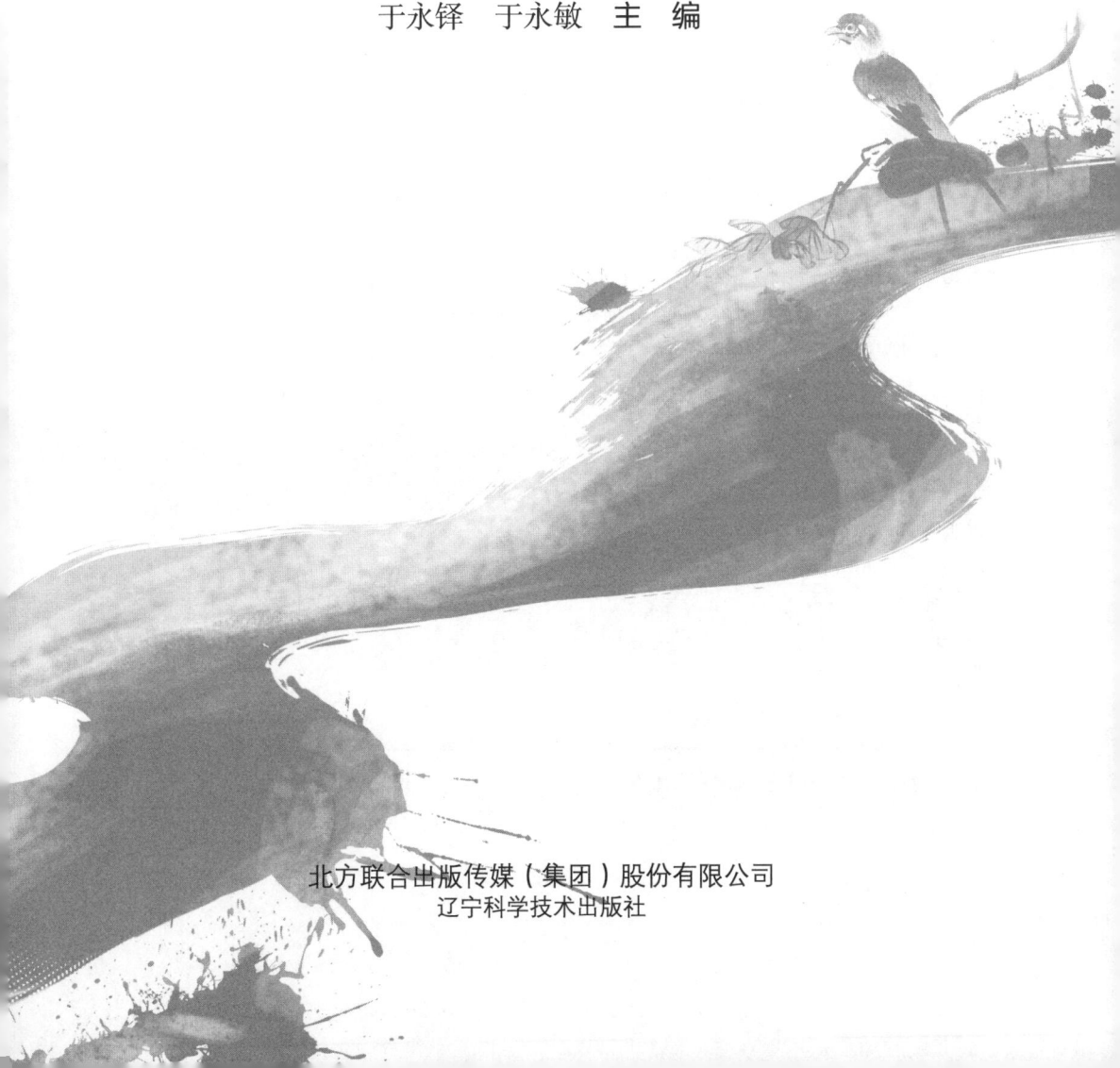

北方联合出版传媒（集团）股份有限公司
辽宁科学技术出版社

图书在版编目（CIP）数据

脉理溯源与灵兰真传/于永铎，于永敏主编. -- 沈
阳：辽宁科学技术出版社，2024. 8. -- ISBN 978-7-5591
-3731-9

Ⅰ. R241.1

中国国家版本馆CIP数据核字第2024XC3990号

出版发行：辽宁科学技术出版社
　　　　　（地址：沈阳市和平区十一纬路25号　邮编：110003）
印　刷　者：辽宁新华印务有限公司
经　销　者：各地新华书店
开　　　本：170 mm × 240 mm
印　　　张：11
字　　　数：200千字
出版时间：2024年8月第1版
印刷时间：2024年8月第1次印刷
责任编辑：丁　一
封面设计：顾　娜
版式设计：袁　舒
责任校对：赵淑新　刘　庶

书　　　号：ISBN 978-7-5591-3731-9
定　　　价：60.00元

联系电话：024-23284363
邮购热线：024-23284502

编委会

　　早年我曾陆续出版过辽宁历史上名医人物学术专著十余部，在中医药学术史上研究取得了一定成果，且深知在研究整理弄清辽宁历史上，辽派中医学术传承是一项重要课题。历经半个世纪，追溯起来，早在20世纪80年代末，我主编的《辽宁医学人物志》一书，在撰写人物传记时就发现历史上有很多医家卓有业绩，尤其是研究我国近代名医高愈明一生学术成就，并非易事。他医术精湛，医德高尚，学术造诣颇深，著述丰富，自家变卖良田，出资办医学教育，为辽宁省乃至东北地区培养众多人才，可谓我国近代民国时期颇有名望的医学大家。他的学术思想影响极大，堪称"辽派中医"传承典范，值得深入研究，故在2014年我编撰出版了高氏所著《伤寒论溯源详解》一书，隔年又整理出版了《温疹溯源》，将《卫生大药房温病疫病湿疹问答》《卫生大药房医理改良革弊》单行两本小册子囊括其中，后又在刊物发表了《辽派中医传承典范——民国时期一代名医高愈明生平著述及要事年稿》一文，在国内学术界产生一定影响。余一生不断追寻，孜孜求索，广搜资料，不断挖掘整理研究，尽我所能，不遗余力，完成凤愿，为辽宁中医药事业发展做出自己的贡献。

　　《脉理溯源》，又称《最新脉理溯源》。成书于1915年，一册，现存版为残卷，未见下册，疑为再版未刊印。是国内稀少仅有版本书，线装、一函、铅印本，仅存国家图书馆。高氏时年59岁，他把中医脉学的起源及医家传承叙述一番，认为始至《黄帝内经》，后秦越人著《难经》提纲挈领。至晋王叔和著《脉经》十卷，及后各家"其论脉纷纷驳辨，莫衷一是"。至明李时珍《脉学》，今也盛行，然多失《黄帝内经》真意。他研究后多推崇前清周梦觉《三指禅》（字荑威，道光年间湖南邵阳人，医道结合，行医40余年，著该书）。力破群疑，独从王叔和《脉经》所定。认为"二法合一，问诊寸口，乃神明变化，精益求精之道也"。后贤多滥引经文而非王叔和，不知叔和言脉最重经气，后又皆略经气而不言，是越引经文而经又越失，越非叔和相"离经"背矣。并认为李时珍"濒湖之心深远，见《脉诀》行世谬误之多，故历引著说，以辨其非"。高氏认为"濒湖脉学，仍未发现尽致，故著《脉理溯源》，直诉其非，以预后人进化，非故好评，不得不辨也"。这就是高氏要撰写该书的初衷和目的。在总结前人的经验基础上，他认为"脉者禀赋之神机，如相貌然，不但可以察病神而明之"，他删繁摘要，提纲挈领，颇便初学。迨后，研究总结，"余发明此理，编成全帙，俾举国周知，未始非与西学争强之道也"。他认为，"因部位颠倒，遂不言十二经气之病，不知以唯经病为多。若研究《黄帝内经》认定部位，而明理之精微终难明矣"。这也是高氏写书的中心思想，阐述精辟明了。是书体例、分门别类，先引前辈论述，后以按语附加评论。如："男女脉位"，引齐诸澄、华谷储冰、高阳生、朱丹溪，叙譬各家学说，对朱丹溪、龙丘叶氏见解相同。"皆因经验未多之故也。盖人之气化，无论男女"。肾主封脏，脉不宜浮露。若云女子尺脉恒盛者，正是逆其气化之言，不知平人之脉皆右寸大于左寸，以其阳气盛满之地，然男子以气为主。肺主气，其右寸恒大，女子亦右寸大，但女子血盛。心主血，血盈之时，左三部皆实。若经血去后，亦右寸大于左寸，观者当察验多人，勿以空理致误耳，并对传统的"男左女右""男尊女卑"提出了异议。认为中医气化"何尝有男女之别"，与自然界四季气候息息相关，冬至后冷于冬至前、夏至后热于夏至前较寥（稀少）。所以人脉必应天道。若"谓有男左女右之分误矣"。针对前人"以左寸为人迎，以右寸为气口，以两尺为神门"均认为属误会经旨，贻误后学非浅，提出了理论依据辨说，认为人迎、气口、神门皆为神转之机枢。左尺上不至关，为生化之神门绝，右尺上不通关，为蛰藏之命神绝，左寸下不接关，为人迎绝，右寸下不交关，为气口绝，皆主死证。这是高氏对中医脉学临床研究的经典论述。他通过临床观察认为，叶天士、朱丹溪之见相同，皆为男女尺寸盛弱尚乎天地，同时他对朱丹溪论述大加赞赏。认为"丹溪之见，实在高明，论律法天地之气，寸口候人之动气，未尝不然也"。为此他全面总结创作出"三十三字定脉歌"，尤具特色，为初学者诊脉打下良好基础。详细解说临床怎样掌握脉理，领引门径，并对一些临床少见的大脉、小脉、粗脉、颤脉、疾脉、乱脉也进行补注解释。如说"颤脉为古人所未言，然究其理，动中有颤之一形，验其病脉也有颤之一种，颤与动脉似是而非"，分析为"动者摇动不已，颤者战栗不匀也。如寒冷惊恐战栗之时，其脉皆颤是其证也"。更为难能可贵的是，高氏能够运用物理规律新知识解释脉学理论，在书中"二气应脉解"一章中，认为"二气者，乃环抱生化之阴阳也，即西学所言之阴电、阳电也。凡人生活不息，二电之能也。脉即二电，动静之力无病者，动静之常也；有病者，动静之变也"。故以为察脉之动静，可定人之疾病生死，寿夭智愚，富贵贫贱，自无不验矣。可见他是一位博学多知、能够接受新知识的老中医。他在书中《凡例》明确指出：医学中西不同，西人重形质，中人重气化，各有所倚，应取长补短，极深研汇，其功用一。所以他办学教程中"凡关于形质者类，皆中西互证，唯脉理乃阴阳之无性。关于气化，故仍以阴阳之理揭论之"。这足以证明高氏是中医脉学传承发展者。好友为《脉理溯源》一书评价："实与前人之脉诀，脉学迥不相同，自非理数精通，确有心得，乌能洞鉴靡遗，如是神哉！窃愿世上悬壶家，其奉此为圭臬也可。"

　　除以上见解，高氏又在诊脉对应脏腑部位诊病有许多论述。他认为古来已久，众说纷纭。在对脏腑部位一节，对绍兴王宗正（字诚叔，南宋医家，著《难经疏义》二卷）所论诊脉之法，当从心肺俱浮，肝肾俱沉，脾在中州之说。以及王叔和独守寸关尺部位，以测五脏六腑之脉者非也，提出了自己见解。按语释说："自叔和而缓，绝少知脉者，以致二千余年部位未准，纷纷驳辨，惜当时明乎以脉审病，能不错乎。"明确说出了诊脉与脏腑部位的要点。第四章五脏位置解，尤为进一步说明。《黄帝内经》言"左肝右肺者，言其气化之道路，非言其位置也"。依理说明，以为"昔贤滥引经文，误绘脏腑之图，勿怪医学之不明也"。强调部位溯源，诊脉经气使然，"左右混然一气应寸关尺部位解，肾水自左东升，故左关应肝。肝升于上化心火，故左寸应心……"把中医脉学左右手寸关尺部主脏腑经气连贯一体，一目了然。"何其背谬，读者究之"。总结为"脉有天然之理，不在文人取义，不知经气相通，表里制服分言之为二，合者为一，脏腑虽二，其经气仍表里和谐，若候经气之病，必就表里者，腑中沉而察之"。在第五章部位溯源中，进一步总结，按浮中沉自然定位取脉象与脏腑表里关系，制图表明位置、形质、内气、经气，归纳成七言歌诀如"左寸候心与小肠歌""左关候肝与胆之歌""左尺候肾与膀胱歌"等六部歌诀。最后总结说"此图指示分明，不过为学者入门之阶，其中精微万变，在学者化而裁之""斯乃医学心传之秘，学者须细玩索，而自得焉"。当时秀才刘逢泮，学校助教，伴随高氏讲课，认为后世浅学者，妄谈医理，颠倒位置于脏腑之病，只言脏而不言腑，至经气之病，更未有道及者，不知人唯经病最多，不识经病，何以云医？欺世误人莫此为甚。今日先生之心得，"阐发《黄帝内经》之奥旨，研求叔和之精意，辨驳邪说，上乘往圣之心传，补注正宗，下开后学之统脉，付梓行世，以求折忠于一是而已"。并总结说："余细心考察，必先以病证验脉，久之自知愿要。"强调以病诊脉、验脉，以一脉而诊一病，不要专讲文人"对待"字面，这是中医临床脉证合参才能确切诊断，非强调诊脉是唯一的重要性。

高氏在对三焦论述也有自己的见解，他认为大肠外有胞油，谓之下焦；小肠外有脂肪，谓之中焦；胃上有膈肚油，谓之上焦。前贤不知三焦为何物，皆谓有名无形。陈修园也忽略之，故不知三焦全在里腹，而两胃中间为三焦之根。唯王叔和明其理，知三焦肠机在右尺也。他不仅说明了部位和位置，且对三焦功能和作用也说得明确。"蒸水化气，取谷精华，通调水道，非三焦不可。昔人谓之无形，岂不可误乎！"这论述非常独到明了，并归纳成"三焦脉溯源歌"解释说三焦但病一焦，脉现一部；病两焦，脉现两部；病三焦，脉现三部。且又对中医命门与三焦之说有了自己判断，作"右尺候命神与三焦歌"，认为"自《黄帝内经》而后论三焦者，皆是妄谈。《难经》而后解命门者，俱属空理，即濒湖所著《命门三焦》亦属臆断，未可从也。越人命门之说极是，解者俱非，宜细辨之"。他不仅脉学理论精辟，临床诊脉运用也是灵活神悟，他运用中西医汇通指导疾病、疫情治疗。如当时鼠疫等传染病，他运用中药加西药投入方中，为当时辽南地区瘟疫传染流行防治发挥了重要作用，并著有《毒疫问答》一书传世。在该书秦锡光序记载：治张姓一少年诊脉，绅商马某患有下消症切脉，后延先生切脉等案例都了如神，用药处方立愈。民间有称高氏为中医切脉"神医"之说。

高氏一生在学术上溯本求源，既问自起始，又辨明原委，不断学习，不断总结，不断传承，不断创新。书尾总结创"原脉歌""部位歌""人迎气口神门歌"等，高度概括论述，全面表达了自己旨义。其主要著述名称都冠以"溯源"二字，可看出他在学术上一丝不苟、不入流俗、求本溯源的精神。有学者评价《脉理溯源》一书，"参酌古今之良法，贯通流行之化机，嘉惠医林，教授一堂，而沾溉兼及乎校外，洵足饷后学于无穷焉"。该书非常遗憾的是只有前六章主要部分一册，后从目录考证七至二十一章内容未见，仅从题目看，其多是前辈总结经验歌，如"增订朱丹溪定息歌""总病脉象应病歌""五脏脉象歌"，邪脉歌，还有十二经气升降图、各种经脉歌、三阴三阳经气脉象歌，及增订《李濒湖脉学》《三指禅》和四诊、病脉宜忌、验病生死、平素脉、验无病者寿夭死期、富贵贫贱、智愚性情数节等。从中也可看出该书下册眉目，是继续阐述前人对脉学论述和高氏增订、补遗理论综合性的发挥。书中原《凡例》也有交代，十四章以前"不过阐发前人之义蕴，立后学之标准"。至十四章后"乃授心传诊法之秘诀，不留余憾。学者精心深造，久之自有得心应手之妙也"。这可以看出高氏用心之妙谛，谋划之周全。其《凡例》第六条说："分期陆续刷印，以备传观校外，多所发明，而期于医术前途，或有补裨云。"书尾跋文更明确交代说明，"其他卷数俟后陆续印行，再质高明"。但不知何故，多方搜索未见刊行流传。附待提出一点，高愈明先生在民国时期医术高超，名声显赫。他所公开出版几部书都有民国政府奉天省"内务府"备案批文，受到当时出版界认可。《脉理溯源》一书也不例外，可见该书的重要性，书中下册内容部分无法钩沉，仍是个谜，待存稽考。

高氏一生不断探讨研究中医学术，其范围之广，考据严谨，独辟蹊径，见解独到，实属罕见。他既办学教育、培养人才，又创新运用理论指导临床，带徒弟实践。晚年又著《灵兰真传》一书。该书原著未见刊行，有关史志、资料未见著录，区别于他书。1959 年 6 月，营口县人民委员会卫生科汇集编印《高愈明医学汇编》内部油印稿，1961 年 5 月，营口市中医进修学校翻印。其一，该书首页标有"高愈明遗著"字样，显示为后人整理汇编，且出于多人之手，刻印蜡纸版，字迹形体前后不一样，因年代超过 60 载，品相陈旧，残缺破损，且价格昂贵。从书稿上看，前言编者交代不清楚、不详细，简单略少，未提及书稿源流、依据来源，让后人看不出是高氏亲笔撰写原始资料的底稿，阅后有未完之余感。其二，全书稿目录编排存在与书中内容不相符、错排之差误。如卷一为十二经脉歌。卷二为十二经病，自手太阴肺经论起，至手少阴心经病，就五病为止。卷三为人体部位病证治，其后又见七个经病，自手太阳小肠经病，至足厥阴肝经病，这种前后颠倒，错排目录和内容非同寻常，也非高氏之举，也非学有专长人之编辑，让人疑惑不解。另从书中药味名字称谓不一，一药多称，多字样，字体不同，前后异写，在书稿中屡见不鲜。如黄芩写子芩，黄芪写黄七，厚朴写根朴，泽泻写泽夕、泽漆，桂枝写桂芝，天雄写天厷，儿茶写耳茶，香薷写香仈，苏叶写苏业，萆薢写毕薢，肉桂写卷桂，瞿麦写具麦，有的方后全无剂量，有的剂量用△、刀代替钱、两，全无注明。常用大黄一药，有称川军、酒军、绵军、文军、将军，很随意，不规范。还有断句问题，句逗不准确。如足阳明胃经病歌中"面赤气盛并喘满中，若热气上溢，则面赤，逆于胸则喘满也"。应句逗为"若热气上溢则面赤，逆于胸则喘满也"。又如手少阴心经病歌"心属火再重之以火则为狂"。应在心属火后逗一下。又如痿症部，引《黄帝内经》文，"故肺热叶焦则皮毛虚弱"，其焦字后逗下。下文"不眠者心神妄动，则不眠"，应改为"不眠者，心神妄动则不眠"。类似例子很多，不一一列举。至于书中编排错乱、缺漏、字迹不清。书写字体不一，假借字杂多、异体字、造字、俗字等，都经此次整理，直接径改，改为统一标准书写，见书尾《灵兰真传》别名（俗写）校正对照表。而书中有很多问题难以想象出自高愈明之手，因以前出版过的书，未见此现象。可推断是后人添加汇编而成的，经整理研究后也证实了这一说法。至于书名"灵兰"，乃是承古代先帝藏书室之意，与《灵枢经》有着异曲同工，旨意相类，多为承上启下之义。

该书经整理研究，考证为高氏在古稀之年前后，与学生徒弟口传心授，陆续结合临床而编写，非高氏亲笔撰写。确切年代应在1930年以后，因为当时地方志未见记载，其他文献资料也未见留下只言片语。内容基本反映了他的水平。是多年行医临床经验结晶，原辽宁中医学院教授徐向春老先生曾为该书作序称："先师将行医数十年，于中医学术穷追莫溯，皓首不倦，在应诊之余，尽其学术心得与临诊经验撰成。"全书计三卷，卷一首页是问药制方有凭（何依据）？简略用药原则和指导临床处方运用经验，并明确交代了该书编写的目的，"今将十二经之证，编成歌诀，以候记诵，使后学见病知源，用药不乱，庶几乎其不差矣"。其后为十二经脉歌和主证，每首歌诀后有注释和论经脉症状，说明十二经所出现的病情机制，作为临床治疗的依据；卷二为经病处方治疗，以十二经脉为纲，辨证施治，依法治则和方剂；卷三为头目耳口鼻、舌牙咽喉，肩臂腰腹腿部，痿证为一体，每部均依法辨证施治，名列出各主证和方剂。书中以每一经脉歌诀作引路，常用循经结合天干地支、五行、六淫来诠释病证机制。后附论脉证、辨证理论阐述，汇聚要点，指点迷津，很有特点。如"肩臂部"，肩臂缺盆和肘手，乃手三阴三阳经行之路，三阳经行于外廉，三阴经行于内廉。手厥阴心包经病臂肘痛，掌中热；手少阴心经病，臑臂后廉痛，掌中热；手太阴肺经病，臑臂内前廉痛，恶风寒而汗出；手少阳三焦经病，肩臑肘臂外廉痛；手阳明大肠经病，肩前臑及缺盆肿痛；手阳明小肠经病，肩痛似拔，臑痛似折。又如"头痛部"则有太阳头痛、人少阳头痛、阳明头痛、厥阴头痛、督脉头痛，各出其脉证和方剂。总体上是把六经辨证与脏腑经脉相结合编成歌诀，以便学诵。与其所著《伤寒论溯源详解》为六经辨证纲领相比较，而该书则为十二经脉与脏腑结合辨证之临床经验总结。后经考证，该书卷一歌诀是来源《灵枢经》的字句，引用后结合自己经验。每经在正文前均用一首七律诗体例概括文旨，用对证诗歌押韵来写成七言歌诀，后附注释，彰显高氏对传统诗歌体例的文化功底。其书中有关失眠一症，论述精辟，详分二十余种类，多达数十方，每症必辨析，治则处方独到，认为病因"种种皆当分析治之可也"。有的方是源于古方化裁而来的，有的是自创方，皆为辨证治疗之精华。在用药处方方面少则四五味，多则六七味，从不超过十种药，且辨证精准，用药少而精道。常用方药有柴胡根、枳壳、厚朴、白术、糖瓜蒌、南红花、大黄、生白芍、广郁金、生牛蒡子等。又如在治疗手厥阴心包经病中，凡方多用"君明治安丸"调治。在治疗糖尿病（三消病）时，认为"初时轻者可治，病久而重者，虽有方亦不效"，辨证非常精确。另在癃闭一症，认为此病"之因多端，而风寒暑湿燥火、寒热虚实皆能致人癃闭，难分详细，多拟一方，待学者变通可也"。在治胃部肿瘤案例也明确指出"自觉有物阻塞者，此乃胃下生瘤，百药难动，此无治法"。高氏临床秉着实事求是的科学态度，值得肯定。在治眼睛病时指出："凡治目痛，皆宜清宜静，使邪气消灭，万不可用酷热风燥之品，此乃治目之要须也。"另在耳疾、鼻衄等证也有自己临床经验见解，也时有中西医汇通之举，如治疗胃病方中，后边加冲重碳酸（碳酸氢钠）；助消化加硝强酸；治肝内积血、血瘀加硝强灭（硝强灰）、皮肤防腐加硝强水、外伤配药用华士林（凡士林）、消毒用黄碘录（碘酒）等字样。这说明高氏是能够接受新知识的一位医生。在叙述症状时也时有东北方言俗语，如"脑昏荡""肥气（肝积）""面如漆材""小腹一咯的或一块，高鼓跳痛不敢扬""浑浑焞焞"。而临床坐堂行医，强调用药必须是真药，不能以假乱真，以次充好，以廉价药抬高价用。如贵重药材，羚羊角末、犀角、牛黄、虎骨、朱砂、琥珀、藏红花、虫草之类。早年他在营口地区开设大药方就有明确规定，强调药材炮制，并为此专写书目向社会公开声明。他一生处方用药为经方派，且计量轻准，恰到好处，以用道地药材为准，很讲究，有着自己的处方原则，有着自己的揣摩，有着自己独到见解和创新。自制发明"君明治安丸""明目至宝丹""滴耳油""清骨散""五仁膏""鼠骨散""离骨散"等很多中成药。其中有的成药因"无不灵效"反应极好，被当时奉天（沈阳）省政府医务科立案批准，这一点我在出版《温疹溯源》一书时，有过说明。难怪他临床治病效果好，这也是重要原因之一。他又是一位"全科"的医生，内外妇儿、皮肤、骨伤、针灸、传染疫病、各种疑难杂症，有求必应，且能迎刃而解，无论达官贵人，还是平民百姓都很信赖他。一生救治患者"活人无算"。高氏的亲属秦锡光，曾言他诊脉准确如神能预测生死，对父母亲属朋友都有日记记载："凡载八十余人，期至已验者，五十四人，未到期者三十余人，后亦皆验。"其他平人诊脉"一诊而知其必贵者有之，一诊而知其将亡者有之，言必有中，而卒莫知其所以然"。这也可看出高氏是一位很有临床经验、医术水平超高的好医生。

综上所述，高愈明老先生所著《脉理溯源》和《灵兰真传》两部书，本应分开单独出版，但美中不足，前书是残卷，仅有一册传世，下册只有目录，未见内容，疑为散佚，或未刊行，尚未得见。后书至今未见原书，是否付梓不得而知。疑似原书稿流落民间，或私人收藏，仍是一个谜。故此次整理研究出版只能合二为一，以《脉理溯源与灵兰真传》冠名。当然每书字数少，因经费问题无法单行出版，也是其原因之一。好在书中分开叙述，以出书和成稿年代为序。前书《脉理溯源》主要强调脉象与经气实践理论相结合；后书《灵兰真传》强调经脉病与临床辨证施治原则为主要方法。各有特色，各有千秋，都如实地反应了高氏的生平经历和学术思想。他一生如此执着，不断临床与实践，不断拓展学科领域，不断提高理论升华著述，追求救死扶伤的伟大理想。可谓他人生志向高远，成就了中医事业，也为后人留下宝贵的中医药文化遗产，为丰富中医药学理论、培养人才、传承辽派中医做出了卓越贡献。

需要说明的是，该书此次编辑整理，纯属抢救性和保护性研究工作。限于水平和文献资料缺佚，该书难免有不当之处，挂一漏万，在所难免。望同人斧正、补遗，不断完善，汇集一部高愈明《医学全书》，使辽派中医学术体系至臻完善，我们期待这一天。

于永敏
沈阳昭陵东油馨村医堂
癸卯年夏五月十四日

（按：上目录与原目录不同，把原卷三后部分手太阳小肠经病至足
厥阴肝经病七条归移卷二）

脉理溯源

自 序

　　脉能验病本于《内经》，但词意古奥，多难索解。后秦越人探《内经》之旨，著为《难经》。措辞较显，然不过提纲挈领，终末条分缕析，浅学仍难窥其蕴。至晋王叔和，天聪圣智，合二经之旨，著《脉经》十卷，后人以其繁难，未盛行于世。六朝高阳生择其浅近常用者，编成歌括，名曰《脉诀》，仍名叔和所著。但多插入己见，间有误解之处，如所言七表八里。九道之非者，欲释脉经之理，反晦叔和之义，由是《脉诀》出，而《脉经》益隐矣。后世自蔡西山，戴同父、滑伯仁，以至朱、张、刘、李诸名家，其论脉皆纷纷驳辨，莫衷一是。至李濒湖著《脉学》，今世盛行，然多失《内经》真意。凡辨脉者，皆谓叔和所定部位之非，唯前清周梦觉，著《三指禅》，力破群疑，独从叔和所定。余推《内经》诊候，实有两法，一以诊寸口，察内气形质位置之病；一以通身诊候，辨十二经气之病。后贤多滥引经文而非叔和，不知叔和言脉最重经气，后人皆略经气而不言，是愈（越，后同。）引经文而经义愈失，愈非叔和愈与叔和相背矣。当叔和推《内经》之义，将二法合一，同诊寸口，较《内经》简而且深，乃神明变化，精益求精之道也。如非叔和者，皆以大小肠居于下，不当配于二寸，不知经气交接，表里合偕而行，大肠经气为手阳明，小肠经气为手太阳，二经皆属于手，同行上部，若不表里同候可乎！

　　余非欲辟前贤，但见濒湖《脉学》，多所错误，因部位颠倒，遂不言十二经

1

气之病，不知人唯经病为多。若不详究《内经》，认定部位，而脉理之精微终难明矣。且脉者禀赋之神机，如相貌然，不但可以察病神而明之，即无病时，如人生之寿夭穷通，富贵贫贱，才智性情，无不可以理测之。迨后，余发现此理，编成全帙，俾举国周知，未始非与西学争强之道也。故不惜重资，请立医学讲习所，口传心授，尤恐所见多偏，并欲质（指）诸高明纠而正之。不但余所深望，亦众生徒同所深望也夫。

王　序

曩①为高子叙《毒疫问答》一书，发明其意旨，以期有济于世，乃或者不察，过存鄙夷之见，弗能虚心去取，辄欲概行抹煞之，其心偏也。且有以修饰润色疑出余手者，讵知余医书。虽间有披阅，究属茫无心得，安能为人假借立说，彼轻之者，固原于忌刻，而重之者，亦流为诬，世说参差，均未识高子之苦衷也。不过欲举素所经验，公诸天下，借以明医术重人道耳。人如弗信，曷即其倡立医学讲习所，一端深长思之。吾邑颇多绅富，医士亦多，问有能不惜资财，不惮劳瘁，如高子者其人为谁？今并出其所中课授《脉理溯源》，新本印行以公之世，参酌古今之良法，贯通流行之化机，嘉惠医林，教授一堂，而沾溉兼及乎校外，洵足饷后学于无穷焉。

若谓其有意见长，犹浅之乎测高子矣。余本腐学，罔识脉理，而偶对斯编，寸心为之脉，脉殊有不能已于言者，盖脉有本源，理根于数，人其勿忽，是余之厚望也夫。

乙卯春三月　友陶耕者王郁云兆林甫叙

①曩：读 nǎng，以往，从前。

秦 序

医之攻疾，如大帅之克敌也，料敌不精，则无以为帅，审疾不确，又何以名医。余姻弟高骏轩先生，殚心医学，数年于兹矣。其奇方异术，如神尤搦水，令人不易捉摹。前年余胞弟小女等数人，以次皆染毒疾，危在旦夕，先生以大剂投之，全赖生活。一日造其舍，见先生为红旗厂张姓一少年诊脉，诊毕云：肾伤精，肝伤魂，肺伤气，此症似由男女构精，被人惊追而得。得母与女人有私交乎，其人报然默认，投药一剂而愈。又为营口绅商马仙桥得下消之症，他医皆谓肾虚，愈治愈危，后延先生诊脉云，此病欲火发动，未得舒泄之故。药之而愈。

尤有异者，辛亥（1911 年）秋先母病故，余丁艰回籍，至先生处，先生言父母逝世之期，已预志甚详，言举遂出平素日记一册，令余视之。内载先母寿终之年月日，毫无差错，噫亦奇矣。再阅册中，凡诊过将死之人，皆一一记之。其中如商人王玉轩，阅三年春季丁日死。回人张某阅四年夏季丙丁日死。商人牛某，阅三年春季甲日死。农人尹某，阅六年秋季戊日死。凡载八十余人，期至已验者，五十四人，未至期者三十余人，后亦皆验。其他如平人之脉，一诊而知其必贵者有之，一诊而知其将亡者有之。言必有中，而卒莫知其所以然。今见先生所著之《脉理溯源》一书，实与前人之脉诀、脉学迥不相同，自非理数精通，确有心得，鸟能洞鉴靡遗，如是之神哉。窃愿世之悬壶家，其奉此为圭臬也可。

中华民国四年乙卯夏奉天古辰州实甫秦锡光序

刘　序

　　诊断一书，乃骏轩先生所作，为医学讲习所诸生之课本也。余忝列助教之职，讲授别科，每于功课余暇，辄取而阅之。其中所阐发而驳正者，与《内经·灵·素》诸经，无不符合，或伸古人所欲言，或补前贤所未备。务求理足法全，抉择不遗余蕴。考《内经》诊病之法有二，一诊通身法，一诊寸口法。至晋太医令王叔和总为一法，同诊寸口，著成《脉经》。惜其书渐失真传，幸高阳生择其浅者编成歌括，名曰《脉诀》。其中虽有臆断之处，然犹本叔和所定之部位，不致错谬。如云：小肠与心候左寸者，是言太阳之经气也。大肠与肺候右寸者，是言阳明经之经气也。后世浅学者流，妄谈医理，颠倒位置于脏腑之病，只言脏而不言腑，至经气之病，更未有道及者，不知人唯经病最多，不识经病，何以云医？欺世误人，莫此为甚。今以先生之心得，阐发《内经》之奥旨，研求叔和之精意，辨驳邪说，上承往圣之心传，补注正宗，下开后学之统脉，付梓行世，以求折衷于一是而已。

中华民国四年乙卯春奉天古辰州海珊刘逢泮序于医学讲习所

原凡例

　　一、医学中西不同，西人重形质，中人重气化，然形质可求，气化难知，故西学由考验而求实，中学由理数而求精，畸轻畸重，各有所偏，苟能交换知识，取长补短，极深研几，其功用一也。独是内科之病，经中名医疗治，无不着手成春，可知先圣所言之阴阳气化，为不诬也。本所功课，凡关于形质者，类皆中西互证，唯脉理乃阴阳之元性，关于气化，故仍以阴阳之理揭论之。

　　二、是书为本所讲习之课本，编成歌括，便于记诵，以期认证，不致误投方药。至文词之鄙俚，体裁之复杂，注释之浅陋，在所不计，识者谅之。

　　三、是书注释多由心得，于前人所未发明者补之，于前人所遗余蕴者增之。

务使学者法理皎然，足当适用，以裨益于世耳。

四、是书篇中辨驳前人处，所在多有非逞才好辨，实欲医学进化，以公同好。学者倘能细心体认，自知纯驳而得所折衷矣，前人有知，当亦谅我，我有所误，尤望世人规我也。

五、是书第十四章以前，不过阐发前人之义蕴，立后学之标准。至十四章后，乃授受心传诊法之秘诀，不留余憾。学者精心深造，久之自有得心应手之妙也。

六、是书按本所规定之学年课程，分期继续刷印，以备传观校外，多所发明。而期于医术前途，或有补裨云。

第一章　李濒湖脉学引诸家脉论订评
（与原目录不同，依书中题目改）

脉诀非叔和书

晦庵朱子曰：古人察脉非一道，今世唯守寸关尺之法，所谓关者多不明，独俗传《脉诀》，词最鄙浅，非叔和本书，乃能直指高骨为关，然世之高医，以其书赝，遂委弃而羞言之。（跋郭长阳书）

东阳柳贯曰：王叔和撰《脉经》十卷，为医家一经。今《脉诀》熟在人口，直谓叔和所作，不知叔和西晋时，尚未有歌括，此乃宋之中世人伪托，以便习肄尔。朱子取其高骨关之说，不知其正出《脉经》也。

卢陵谢缙翁曰：今称叔和《脉诀》，不知起于何时，宋熙宁初校正《脉经》，尚未有此。陈孔硕始言《脉诀》出，而《脉经》隐，则《脉诀》乃熙宁以后人作耳。唯陈无择《三因方》言，高阳生剽窃作《歌诀》，刘元宾从而和之。其说似深知《脉经》者，而又自著七表八里九道之名，则陈氏亦未尝详读《脉经》矣。

按：七表八里九道之非，后世附和者，不只陈氏一人，皆因未识脉之真理耳。

河东王世相曰：诊候之法不易精也，轩岐微蕴，越人、叔和撰《难经》《脉经》，犹未尽泄其奥。五代高阳生著《脉诀》，借叔和之名，语多牴牾，辞语鄙俚，又被俗学妄注，世医家传户诵，茫然无所下手，不过借此求食而已，于诊视何益哉？

云间钱溥曰：晋太医令王叔和著《脉经》，其言可守而不可变，及讬叔和《脉诀》行，而医经之理遂微，盖叔和为世所信重，故借其名而得行耳。然医道之日浅，未必不由此而误之也。

七表八里九道之非

金陵戴起宗曰：脉不可以表里定名也，轩岐、越人、叔和皆不言表里。《脉诀》窃叔和之名，而立七表八里九道，为世之大惑。脉之变化从阴阳生，但可以阴阳对待而言，名从其类，岂可以一浮二芤为定序，而分七八九之名乎！大抵因浮沉迟数为纲，以教学者，虽似捷径，然必博学反约，然后能入脉妙，若以此自足亦画矣。

撄宁滑寿曰：脉之阴阳表里，以对待而为名象也。高阳生之七表八里九道，盖凿凿也，求脉之明，为脉之晦。

谢氏曰：《脉经》论脉二十四种，初无表里九道之目。其言芤脉云：中央空两边实，云芤则为阴，而《脉诀》以芤为七表属阳，云中间有两头无。仲景脉法云：浮大数动滑为阳，沉涩弱弦微为阴，而《脉诀》以动为阴，以弦为阳，似此背误颇多，则《脉诀》非叔和书可知矣。

按：脉不可以某字为阴，某字为阳，只可以某脉详某理明矣。若以某脉为阴阳，易误浅学者。以阳脉为火，阴脉为寒非矣。俗以《脉诀》为《脉经》非矣，盖仲圣言浮大数动滑为阳，沉涩弱弦微为阴者，但言其脉象，非言症也。如浮大二脉为阳，浮迟迟大又为寒矣。沉弦二脉为阴，如弦数沉数又为火矣。所以脉言阴阳者，脉与脉比，非言症也，学者慎勿忽之。

草卢吴洺曰：俗以《脉诀》为《脉经》，而王氏《脉经》知者或鲜。脉书往往混牢革为一。夫劳为寒实，革为虚寒，安可混乎？脉之浮沉虚实，紧缓数迟，滑涩长短之相反，匹配自不容易，况有难辨，如洪散俱大。而洪有力，微细俱小，而微无力。芤类浮而边有中无，伏类沉而边无中有，若豆粒而摇摇不定者动也。若鼓皮而如不动者革也，俱对待也。又有促、结、代皆有止之脉，促疾、结缓，故可为对待，代则无对，总之，凡二十七脉，不止于七表八里九道二十四脉也。（详文集）

按：脉专以对待而论是非者，浮文也。当叔和著《脉经》，乃按阴阳动静之理，天然当有者而发明之，万不能拘于对待者，著之为脉。无对待者弃之不言，有斯理乎！抑解者之误乎！然脉不过阴阳之理，阴阳者，对待也。其动静自然对待，并非人意安排。今文章之客，动以对待而言，谬之甚矣，且诊脉但以一脉而诊一病，并不用对待二字而诊一病。凡学医者，只可辨某为某理，即属某病，与对待何关。噫后世医书，多此等学问，专讲字面，其不误人也几希。

濒湖李时珍曰：《脉经》论脉，止有二十四种，无长短二脉。《脉诀》歌脉亦有二十四种，增长短而去数散皆非也。《素》《难》，仲景论脉只别阴阳，初无定数。如《素问》之鼓搏喘横，仲景之慄平荣章，纲损纵横、逆顺之类是也。后世脉之精微失传，无所依准，因立名而为之归著耳。今之学者，按图索骥，犹若望洋，而况举其全旨乎！此草卢公说犹得要领也。

按：古人立言创始者，每不如发明者之精巧，后世之究医学者，皆当本古圣先贤之理。所未备者，引而伸之，触类而长之，以精益求精，所以濒湖增长短二脉者，阴阳之形也。留数散二脉者，阴阳之性也，脉学所定为有见矣。

男女脉位

齐褚澄曰：男子阳顺自下升上，故右尺为受命之根，万物从土而出，故右关为脾生右寸肺，肺生左尺肾，肾生左关肝，肝生左寸心。女子阴逆自上生下，故左寸为受命之根，万物从土而出，故左关为脾，生左尺肺，肺生右寸肾，肾生右关肝，肝生右尺心。（详《褚氏遗书》）

按：男女本一物，不过男以阳为主，女以阴为主，其气血升降，脏腑位置安能异乎！而且脉者，并非五脏六腑各通寸口，乃肺太阴一脉也。

盖人心藏神，神即人之生机。脉者即心中所分之灵，心机跳动，发放血液运于脉中，血有神机而能动，神因血液有所附，脉既周流遍体，故混含遍体之性。寸口者百脉朝宗，即周身动机会合之地，所以能应轻重上下而现象。夫大造生人，皆与自卫之能，寸口神机朝会，亦时与验病者也，并非人意假借安排。盖一阳自下而左升，故左尺为肾之动机，肾水上升而化肝木，故左关为肝之动机。肝上行而生心火，故左寸为心之动机。升极必反，阳从右降，故右寸为肺之动机。上阳下蛰于地，故右关为脾之动机。土为中枢，蛰阳于右尺，故右尺为蛰阳之动机。秦越人谓之命门也。此乃气化之理，男女一也。齐褚澄颠倒是非，不可不辨。

华谷储泳曰：《脉诀》女人尺脉盛弱，与男子相反，反为背看。夫男女形体绝异，阴阳殊涂。男生而覆，女生而仰，男则左旋，女则右转，男主施，女主受。男之至命在肾，处脏腑之极下；女之至命在乳，处脏腑之极上。形气既异，脉行于形气之间，岂略不少异邪，此褚氏之说为有理也。（详祛疑说）

　　按：言尺脉男女相反者，即无经验之谈也。言男女形体绝异者，不过女子应离，离中虚而内凹；男子应坎，坎中满而外凸；其气质稍有刚柔之分，其余何尝不同？言男生覆，女生仰，男则左旋，女则右转，皆属空谈，未必然也。男主施，女主受者，乃职分之理也。言男子至命处在肾，女子至命处在乳，亦属妄言。按人无论男女至命之处，皆在心脑二处，动之立死。另有一说，兹暂无论。

　　戴起宗曰：《脉诀》因男子左肾右命，女子左命右肾之别，遂言反此背看，而诸家以尺脉盛弱解之。褚氏又以女人心肺诊于尺，倒装五脏，其谬又甚，不知男女形气精血虽异，而十二经脉，所行始终，五脏之定位则一也，安可以女人脉位为反耶。

　　按：高阳生著《脉诀》，谓男女二尺肾命反看，诸家附会，以尺寸男女盛弱不同，褚氏因之又倒装五脏，戴氏辨三说之非，为有理也。

　　丹溪朱震亨曰：昔轩辕使伶伦截嶰谷之竹，作黄钟律管，以候天地之节气。使岐伯取气口作脉法，以候人之动气。故黄钟之数九分，气口之数亦九分，律管具而寸之数始形，故脉之动也。阳得九分，阴得一寸，吻合于黄钟。天不足西北，阳南而阴北，故男子寸盛而尺弱，肖乎天也。地不满东南，阳北而阴南，故女子尺盛而寸弱，肖乎地也。黄钟者，气之先兆，故能测天地之节候。气口者，脉之要会，故能知人命之死生。世之俗医，诵高阳生之妄作，欲以治病，其不杀人也几希。

　　按：丹溪之见，实在高明，论律法候天地之节气，寸口候人之动气，未尝不然也。但言男肖天，女肖地，男女尺寸不同者，未必然也。盖天以十干为道，地以十二支为德，支干交变，合成节气。天地二理，节候则一，何尝有天地之分。人之气口，何尝有男女之别。天不足西北、地不满东南者，乃以卦象言之。先天八卦兑居东南，兑为泽，泽者地之陷也，故为地不满东南。艮居西北，艮为山，山者地之凸出，天即缺少，故为天不足西北。而且地本斜倚，北高而南低，云足满者，皆指有形者言之。天本空气，何尝有不足之理。易言男肖天，女肖地，乃比其德，并非论阴阳之顺逆。男女属同物，皆秉天地二气所生，并非男只秉天气，女只秉地气之理。秉气既同，阴阳动气亦同，不过男女得气之偏。男子偏以天德为主；女子偏以地道为功，其阴阳气血，经络位置无二致也。经气属阳者仍属阳，属阴者仍属阴，并无颠倒之别。《内经》云：身半以上天气主之；身半以下地气主之；未尝有男女之分。无论男女，身半以上皆属天气，身半以下皆属地气，何至有阴阳男女之异哉。

余又譬曰：人身如机器，脾胃居中为法条之机柱，脾胃之气升降为总轮之旋转，肝心肺肾为傍轮之机轴，其气力运行为无形之轮盘旋转，十二经气循环，即十二轮盘也。如自鸣钟大势则同，其报时有以鸡鸣者，有以钟响者，不过小势之异耳。观后文《男女尺寸盛衰一气图》自明（考原书后文未见此图，疑似缺佚）。至女子多一生产之事者，乃多一小机器耳。男女气质稍异者，如机器，一以铜造者；一以铁造者；其运动之理则一也。

龙丘叶氏曰：脉者天地之元性，故男女尺寸盛弱肖乎天地。越人以为男生于寅，女生于申，三阳从天生，三阴从地长，谬之甚也。独丹溪推本律法，混合天人而辟之，使千载之误，一旦昭然，岂不韪哉。

按：叶氏与丹溪之见同，皆因经验未多之故也。盖人之气化，无论男女，肾主封藏，脉不宜浮露。若云女子尺脉恒盛者，正是逆其气化之言，不知平人之脉皆右寸大于左寸，以其阳气盛满之地。然男以气为主，肺主气其右寸恒大，女子亦右寸大。但女子血盛，心主血，血盈之时，左三部皆实。若经血去后，亦右寸大于左寸，观者当察验多人，勿以空理致误耳。

脏腑部位（以上目录，依书中题目补）

绍兴王宗正曰：诊脉之法，当从心肺俱浮，肝肾俱沉，脾在中州之说。王叔和独守寸关尺分部位，以测五脏六腑之脉者非也。

按：自叔和而后，绝少知脉者，以致二千余年部位未准，纷纷驳辨，惜当时明手以脉审病，能不错乎！

慈溪赵维宗曰：《脉诀》言左心小肠肝胆肾，右肺大肠脾胃命者非也。心肺居上为阳为浮，肝肾居下为阴为沉，脾居中州半阴半阳，半浮半沉，当以左寸为心，右寸为肺，左尺为肝，右尺为肾，两关为脾，关者阴阳之界限，前取阳三分，后取阴三分，所谓土居井木水火之中，寄王于四时，不独右关为脾也。肝即为阴，岂宜在半阴半阳，半浮半沉之左关也。命门即是肾，不宜以右尺为诊。（详《儒医精要》）

按： 肝为厥阴者，乃阴之尽也，其中阳早生矣。肝属木应春，以昼夜言之，正是相停之时，何其不居阴阳之半，冬之寒上升而化夏之热，至肝化热未成，而为温。温者，亦在寒热之半，若以位置言之，肝覆胃后，正居中州，吾不知居下者何也？若云阴者即当在下，肺为太阴，心为少阴，伊言心肺俱浮者又何也？

吴草卢曰：医者于寸关尺，辄名之曰：此心脉，此肺脉，此肝脉，此脾脉，此肾脉者，非也。五脏六腑凡十二经，两手寸关尺者，手太阴肺经之一脉也，分其部位以候他脏之气耳。脉行始于肺，终于肝，而复会于肺，肺为气所出之门户，故名曰气口，而为脉之大会，以占一身焉。（详文集）

按： 此说较是，学者当宗之。

李时珍曰：两手六部皆肺之经脉也，特取此以候五脏六腑之气耳，非五脏六腑所居之处也。凡诊察皆以肺心脾肝肾，各候一动，五十动不止者，五脏皆足，内有一止，则知一脏之脉不足。据此推之，则以肺经一脉，候五脏六腑之气者，可以解矣。褚储赵氏，不知脉随五脏之气行于经隧之间，欲以男女脏腑颠倒部位，执泥不通。戴同父言，褚氏倒装五脏，丹溪别男女尺寸，草卢明三部皆肺，三说皆有真见，学者所当宗师。若夫赵氏所云：盖本于宋人王宗正《难经图解》，岂知脉分两手，出于《素问·脉要精微论》，而越人推明关脉，及一脉十变出于《难经》，非始于叔和也。若如其说，则一脉十变何从推之，可谓凿而狂矣。命门即肾之说，乃越人之误也。予尝著《命门三焦客难》一说，凡二千余言云。

按： 自《内经》而后论三焦者，皆是妄谈。《难经》而后解命门者，俱属空理。即濒湖所著《命门三焦》，亦属臆断，未可从也。越人命门之说极是，解者俱非，宜细辨之。

李时珍曰：宋有俗子杜撰《脉诀》，鄙陋纰缪，医学习诵，以为权舆，逮臻颁白，脉理竟昧，戴同父常刊其误。先考月池翁，著《四诊发明》八卷，皆精诣奥室。浅学未能窥造，珍因撮粹撷华，僭撰此书，以便习读，为脉指南。世之医病二家，咸以脉为首务，不知脉乃四诊之末，谓之巧者尔，上士欲会其全，非备

四诊不可。(明嘉靖甲子上元日,谨书于濒湖过所)

　　按：濒湖之心深远,见《脉诀》行世谬误实多,故历引诸说以辨其非。余以濒湖学,仍未发现尽致,故著《脉理溯源》,直诉其非,以预后人进化,非故好辨,不得不辨也,谨就濒湖《脉学》,所引诸说遂笔评之。

第二章　选前贤论批评
（原作"辨前贤脉论订评"，依书中题目改）

《古今医统》辨脉论

《古今医统》云：脉者医之关键，医不究脉则无以别证，则无以措指，医唯明脉，诚谓良医。

按：此等言语诸医书皆然，文章之客，见之无不中意，不知正是文笔欺人，后论更可知矣。（该章按语原为小字，与前章体例不同，此次改为统一体例，以下同）

盖自《内经》以下，历周、秦、汉、魏，鲜有知其旨者，至王叔和，始以脉鸣世，撰有《脉经》，可谓详切。惜其误以大小肠候之两寸。

按：大小肠虽在下，其经气无不在上，大小肠候两寸者，乃候经气之病，正是叔和之明，其后无一知者，以致纷纷辨驳。后之论者，皆不言十二经气之病，病唯经气为多，若遇经气之病，何以措指，反为良医明脉岂不愧乎！

致谬于六朝高阳生，窃其名杜撰《脉诀》，配以左心小肠肝胆肾，右肺大肠脾胃命。

按：如此说法到底不知大小肠两寸，是叔和之误，是高阳生之误。我断之曰：辨者之自误也。

作歌成帙，人咸谓其浅近，易于诵习，竟不知以假乱真，而《脉经》几隐晦也。

按：《脉经》与《脉诀》部位皆同，既谓《脉经》已非，而又惜之何也？此乃文人巧笔误人之语。

至宋有庞安常、蔡西山、戴同父，力为之辨，而终未尽辨也。

按：三氏所辨，较叔和所差远矣。

夫脉以言而传之者，亦下学之事耳。上达者，以神领心悟，而后得其妙焉。

按：凡事无不有理，唯脉亦然。凡理皆可言传，如不言传，何以神领心悟。乃因自无理传，遂以神妙，不能言传之语欺人，谬甚。

彼以左寸心与小肠同候，右寸肺与大肠同候，不知祖述何圣，亦不知其祖述何经？

按：脉始自叔和发明，其书即名《脉经》。左寸候心与小肠，右寸候肺与大肠者，正是叔和之言。叔和之言，叔和可谓始明脉理之圣，何必再有祖述。况经气之病，表里同候，明明载之《内经》，何谓无所祖述乎？

既不祖述，必据理之可准，义之可通，而固可宗也。以理言之，则大小肠皆居下部之地。

按：以经气言之，周身无不可通，必云下部应下，上部应上，尚能周身一气旋转乎。

今乃越中部，候之寸上，谓理之可准乎，义之可通乎。

按：大小肠位置虽在下，其经气未尝不在上，表里本为一气，在外者为表，在内者为里，即一气言之，其轻而在上者为表，重而浊者为里，表里本非二气，分之则为表里，即当一处同候，辨者皆不言十二经气之病，有斯病而无斯诊法，谓理之可准乎，义之可通乎。

又谓左寸浮，以候小肠之脉，沉以候心之脉，设或单浮则心脉无矣。

按：此言不通极矣，未知浮沉之义，妄加辩论，真可笑也。夫脉动者，不过五脏六腑，神机混合一气，随其轻重而应之。表气一动，则脉必浮，而里气亦随之浮矣。若实人外感，并非中分无脉，不过浮分见者，即为浮脉。若虚人外感，方能单浮耳？据《古今医统》云：脉若单浮，脏脉即绝，可以浮为五脏之绝脉矣。伊何亦云浮脉主腑，岂非自相矛盾乎。

《经》云：心绝脉死不治，心脉可以一日无乎。五脏脉绝皆主死，非独心也。且《内经》言绝脉者，并非以无脉为绝，以其神机消灭，无可挽回为绝，或因真脏现露为绝。按真脏脉见之理，能无者天然相反，何不思之。

陈修园引诸家所配之脏腑部位订评

（原作"陈修园引诸家部位"，今据书中题目改）

《内经》分配脏腑

左寸心膻中	左关肝胆	左尺肾腹中
右寸肺胸中	右关脾胃	右尺肾腹中

（眉批注："此最古之谈，故不分大小肠。"）

王叔和分配脏腑

左寸心小肠	左关肝胆	左尺肾膀胱
右寸肺大肠	右关脾胃	右尺命门三焦

李濒湖分配脏腑

左寸心膻中	左关肝胆	左尺肾膀胱小肠
右寸肺胸中	右关脾胃	右尺肾大肠

（眉批注："此为最是。"）

张景岳分配脏腑

左寸心膻中	左关肝胆	左尺肾膀胱大肠
右寸肺胸中	右关脾胃	右尺肾小肠

（眉批注："此为最是大小肠允。"）

陈修园引三家论脉部位订评（高愈明注）

陈修园曰：大小肠经无明训，经者，《内经》也。其实尺里以候腹，腹者大小肠与膀胱，俱在其中。

按：大肠外有胞油，谓之下焦。小肠外有脂肪，谓之中焦。胃上有膈肚油，谓之上焦。前贤不知，三焦为何物，皆谓有名无形。陈氏亦忽略之，故不知三焦全在里腹，而两肾中间为三焦之根。唯王叔和明其理，知三焦肠机，在右尺也。

王叔和以大小肠配于两寸，取心肺与二肠相表里之义也。

按：脉有天然之理，不在文人取义，不知经气相通，表里制服，分言之为二，合言之为一。脏腑虽二，其经气仍表里和偕，若候经气之病，必就表里者，浮中沉而察之。陈氏以为取义而配，是不知叔和之奥者也。

李濒湖以大小肠配于左尺，大肠配于右尺，上下分属之义也。

按：濒湖不知诊经气之法，误以《内经》诊形质与位置者，而非叔和，勿怪《脉学》不言是十二经气之病，但小肠配于左尺，大肠配于右尺，不知《内经》诊位置之病，仍以大小肠诊左右二尺也。

张景岳以大肠宜配于左尺，取金水相从之义，小肠宜配右尺，取火归火位之义也。

按：火热不同，前人未能分清，因而误治者多矣。《经》云：在天为热，在地为火，可知热可司于天，火可司于地。天者无形之气，地者有形之质，可知气分之阳为热，血分之阳为火。左司血而右司气，究之心属丁火。小肠属丙火，丙丁同属火，但有清浊之分。丁火浊主降，丙火清主升。人之气化，水火上下交环。丁火降于水，水方能升，其水中之阳力能开者，即丙火也。丙火升水，济之以丁火，此乃丙丁表里和谐之理也。若以小肠论之，为有形之丙火。丙火之升，必由肾水为根，故小肠位置之动机，亦在左尺。至于大肠属庚金、庚金者，阳金也，在卦为乾金。后天八卦乾阳落于西北，在人正是右肾之地。故大肠形质之动机必在右尺，何待强词匹配。张景岳云：火归火位，是不知火热之不同耳。其云大肠宜配左尺，取金水相从之理，陈氏附会皆误也。

俱有至理。当以病症相参。

按：至理无二，有二即不为至理，所言俱有至理，实属可笑。不知脉本天然有定，若以强词夺理，致脉无定，有斯理乎？抑空谈而致误乎！不能判明脉位，故附会以病症，盖病症与脉变换端。据此言六部之脉皆无定位矣。不能因病而变天［天：原作大，文理不通，改为天，书后有"王叔和所定天然部位图"（参见图 5-2）可证。］然之位置，亦不能强以病症参合脉位，致无定也。

如大便秘结，右尺当实，今右尺反虚，左尺反实，便知金水同病也。

按：据此言，金水同病者，大肠之脉归于左尺，试问金水未同病之脉，大肠之脉言在何处，不知部位者，是言未病之动脉。若曰病症变迁，则背谬甚矣。

小便热淋左尺宜数，今左尺如常，而右尺反数者，知相火炽盛也。

按：大小肠属命门，皆非相火，今言部位又与相火何涉。

或两尺如常，而脉应两寸者，便知心移热于小肠，肺移热于大肠也。

按：叔和配大肠于右寸，小肠于左寸，据云只为移热之一病。若寒者何以知之？若诸病千变万化，又何以知之？可惜文章之客，误人甚矣。

三家之说，俱不可泥如此。

按：据以上之言，若心移热之病，左寸脉数，今左寸亦不数，而左关数者，小肠即从关同候矣，有是理乎，抑无是理乎。

况右肾属火，即云命门，亦何不可？

按：属火二字，太不分明。

三焦鼎峙两肾之间，以应地运之右转。

按：据地运右转之言，可知修园，不知大造之理矣。盖大造生化皆以颠倒之理，阴变阳，阳变阴，静者变动，动者变静，不然阳者过阳，而阴者过阴，静者必停，而动者必飞。天属阳，当动而左旋，地属阴，言静而右转，不知反变地运左转。故西学云：地球左转。又观大禹点《洛书》，是就地道以分九野九州，观其词，自右而克于左，克者进，不胜者退，即地运左转之理。修园为之右转误矣。

即借诊于右尺，亦何不可乎？

按：历推昔人，皆不知叔和之义，自今部位不准，勿怪今医不明脉理也。

第三章 述《内经》诊形质位置内气脉法解注

《素问·脉要精微论》曰：尺内两傍，则季胁也。

按：脉分寸关尺三部，而三部分内外，脉见左右弹者，即内外之动也。两傍者，左右二尺也，内皆候季胁中形质之事也。

尺外以候肾，尺里以候腹中。

按：谓两尺外皆候肾，形质之病，膀胱亦在内也。里者即内也，大肠小肠，妇人子产，以并下焦之根，一切位置之病，俱候二尺，盖大肠为阳金。阳金者，在卦为乾。右尺者，乾阳蛰入之地，故大肠候在右尺。下焦油膜自肾中间而起，其性属阳，主于升水化气。右主气，故亦候右尺。人之气分之阳为热，血分之阳为火，小肠属丙火，左主血，故小肠形质之病候左尺。妇人子产为生化之地，冬尽春初之气，其未病与育孕之时，皆候右尺。其病疏浅不藏者，皆候右尺。《脉经》谓子户，候右尺言其病也。诊者当知二尺俱候子户，理方通矣。

附中，左外以候肝，内以候鬲。

按：附上疑脱一中字，谓关部也。中附中者，谓中州一切形质附于中部也。

言肝胆亦在内也。鬲者，隔也。肝与隔膜相近，故同候之。又胃下口，胃之幽门，内一肉赘，名曰遮食，遮食、饮食与胆汁不能误入小肠，必待饮食渐化，遮食战动方能趁隙渐入小肠，此处之病亦候之。

右外以候胃，内以候脾。

按：言右隔外以候胃。言右关内以候脾，形质之病也。他部但言脏而小言腑，唯右关脏腑并候之何也？以其脾胃为中土，阴阳升降之枢纽，一司阳气右降，一司阴气左升，二者轻重不偏，职司中枢，故并言之，而且但言脏者，腑也未尝不在内也。

上附上者，右外以候肺，内以候胸中，左外以候心。内以候膻中。

按：言形质位置之在上者，及附于其上者，皆候之两寸部也。言形质与内气之病也。胸中者，气分之病也。言左外候心形质与内气之病也。谓包络心房之病，及房中血病，神病，喜乐为病。

前以候前，后以候后。上竟上者，胸膈中之事也。

按：此乃统言位置之病，候胸前为前，后为后，以浮取为前，候胸前之病，以沉取为后，候背后之病。此乃统言上下位置之病。上竟候其上，自头至喉，以至胸膈之事，皆候寸部也。

下竟下者，少腹（原缺少腹二字，据经文补。）腰膝胫足中事也。

按：言下部位置之病，以下部之下，皆候于下，乃二尺也。乃言自少腹至下位置之病，皆候两尺也。此乃专为位置形质内气而设，非候经气之病。《内经·三部九候篇》是诊经气者，究之《内经》诊病，内因，外因，是有二法三部九候通身诊法，是候经气。今则男女有别，通身诊候是必难行。王叔和总其理，著《脉经》，而经气与位置，同诊寸口，叔和之法较《内经》尤为简妙。盖初创者，不如发明者之精益求精。昔贤不识《内经》脉法，群以此章为叔和所定部位之非，岂知叔和之奥旨乎。

寸关尺内外图

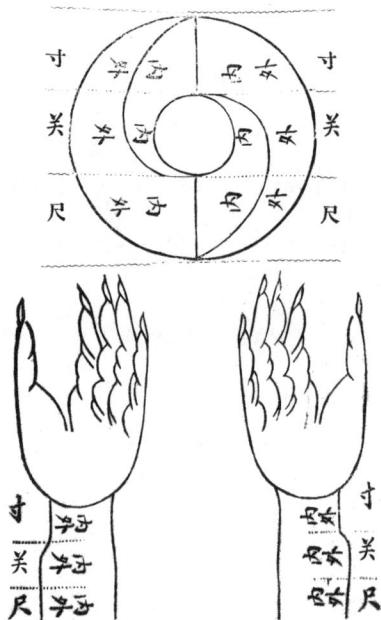

图 3-1

内外总解

《内经》脉分内外者，即《脉经》言左右弹者是也。然脉本中直而动，何以有内外之分？如脏腑表里无病，或同病一邪者，皆中直而动。若一热一寒，一虚一实，一湿一燥，一利一滞，一病不病者，劳必各自现象。其云左右弹者，奇经之病也。盖奇经为大经之分歧，有表无里，其病在外，脉应浮分。若中分、沉分见之，即非奇经之病矣，且奇经各有病证可辨。常见无奇经之证，而亦有左右弹者太多。余细心考察，必先以病证验脉，久之自知原委。特其中变化多端，恐难悉数，故列一简明图，并图说解之。待学者观浮、中、沉三候表，及五脉区临宫图，互相研究，则庶乎其近矣。

病人大指为外小指为内

内	内	内	内	内	外
外	外	高	低	起	起
交	齐	外	外	弹	弹
弹	弹	低	高	外	内
图	图	图	图	图	图

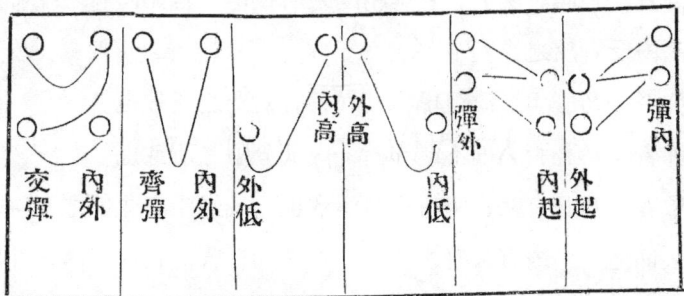

图 3-2

注：该图上文字第五、第六列起始，原作"自内"和"自外"，
经考证按前顺序比对，改为"内起"和"外起"。

弹者，横斜而行，外起弹内，内弹于外，外又弹内，往来之象也。

此与上图反之，外高内低。

如双弦齐弹齐落，此如游丝横行，外弹内一至，内又弹外一至。脉有内外迟数之不同弹者，及动止之间，一边较乱，或太过，或不及，一边分明而应接之，是也。

左尺内外分解

外弹内者，乃肾气陷，膀胱与肾不和，或中焦，小肠之气过升之所致也。必以某脉象而分为某病，内弹外者反之。外低内高者，乃膀胱三焦、小肠之实火，或肾虚稍陷之所致也。然必以某脉象合于某病症，方能定在某处也，外高内低者反之。

内外齐弹者，乃脏腑形质精血皆亏，或内气皆有实邪之所致也。

内外交弹者，乃肾与膀胱经气分离，或内气不合之所致也。

外迟内数者，乃肾有虚寒，膀胱实火，或三焦小肠之火之所以也。必随脉象病症而定之，内迟外数者反之。

左关内外分解

外弹内者，乃肝气陷，胆气过升，或隔膜之病所致也。内弹外者反之。

外低内高者，乃胆有实火，肝虚稍陷之所致也。若无胆脉之弦者，即隔膜有实火也，外高内低者反之。

内外齐弹者，乃肝胆形质俱虚，其气各有实邪之所致也。

内外交弹者，乃肝胆之气不能和谐，内气分争之所致也。

外迟内数者，乃肝有寒，胆有火之所致也。或经中有久郁之寒，内有久郁之火。或经有久郁之火，内有久凝之寒。二者不和，皆能致此，内迟外数者反之。

左寸内外分解

外弹内者，乃心气独沉，膻中及心房之血，不能发放之所致也。内弹外者反之。

外低内高者，乃膻中及心房血皆有实邪，而心虚稍沉之所致也。内低外高者反之。

内外齐弹者，乃心与膻中形质及血虚，其气皆有实邪之所致也。

内外交弹者，乃心与心包，内气不合之所致也。

外迟内数者，乃心气衰，而包络气盛之所致也。内迟外数者反之。

右寸内外分解

外弹内者，乃肺气郁沉，胸中气及心房血不降，与肺气不和之所致也。内弹外者反之。

外低内高者，乃胸中气及右房血实，肺虚稍闭之所致也。若表寒里热者亦能致此，内低外高者反之。

内外齐弹者，乃肺形质及右房血皆虚，其气各有实邪之所致也。

内外交弹者，乃肺气与胸膈之气不和，或表里不和之所致也。

外迟内数者，乃肺有寒，胸中或右房有热，或肺经气寒，内有热之所致也。内迟外数者反之。

右关内外分解

外弹内者，乃胃气逆脾，有实邪之所致也。内弹外者反之。

外低内高者，乃胃气稍逆，脾有实邪之所致也。内低外高者反之。

内外齐弹者，乃脾胃形质皆虚，其气俱实之所致也。

内外交弹者，乃脾胃不和，其气相争之所致也。

外迟内数者，乃胃寒脾有邪热之所致也。内迟外数者反之。

右尺内外分解

外弹内者，乃胃气陷，膀胱大肠及下焦之气过升之所致也。然必各随其脉，相病症而定之。如妇人无经象者，即子户之病也。内弹外者反之。

外低内高者，乃肾稍陷，膀胱及大肠，或下焦而实邪之所致也。然必以某脉象，合于某症，方能定在某处，内低外高者反之。

内外齐弹者，乃形质俱虚，其气各有实邪之所致也。

内外交弹者，乃肾与腹里，有不和者，其气相争之所致也。

外迟内数者，乃肾有寒，腹里有热之所致也。内迟外数者反之。

注：如一部内外弹者，固可见也。若两部内外弹者，必以稍甚者为主。若左手三部皆弹者，多营气外寒内热。若右手皆弹者，卫外寒内热。若六部皆弹者，总之表寒里热，或表热里寒。此理繁难，不可多赘，待学者熟后当自知之。

述《内经》诊十二精气脉法解注

《三部九候论》帝曰：愿闻天地之至数，合于人形血气，通决死生，为之奈何？岐伯曰：天地之至数，始于一，终于九焉。

按：数至九而极，十为数之总，与千百者同，故《洛书》无十。

一者天，二者地，三者人，因而三之，三三者九，以应九野。故人有三部，部有三候，以决死生，以处百病，以调虚实，而除邪疾。

按：所谓三部者，言身之上、中、下部，非谓寸关尺也。

帝曰：何谓三部？岐伯曰：有下部、有中部、有上部，部各有三候，三候者，有天、有地、有人也。必指而导之，乃以为真。

按：一部各有三候，故为三诊九候。

上部天，两额之动脉；上部地，两颊之动脉；上部人，耳前之动脉。

按：在额两傍，动应于手，足太阳脉气之所行也；在鼻孔下两傍，近于巨髎之分动应于手，足阳明脉气之所行也；在耳前陷中，动应于手，足少阳脉气之所行也。

中部天，手太阴也；中部地，手阳明也；中部人，手少阴也。

按：谓肺脉也，在掌后寸口中，是谓经渠动于手也；谓大肠脉也。在手大指，次指岐骨间，合谷之分应于手也；谓心脉也，在掌后锐骨之端，神门之分，动应于手也。

下部天，足厥阴也；下部地，足少阴也；下部人，足太阴也。

按： 谓肝之经气也，在毛际外，羊矢下一寸半陷中，五里之分，动应于手也；谓肾之经气也，在足内踝后，跟骨上陷中，太溪之分，动应于手也；谓脾之经气也，在鱼腹上趋筋间，直五里下箕门之分，动应于手也。

故下部之天以候肝，地以候肾，人以候脾胃之气。帝曰：中部之候奈何？岐伯曰：亦有天，亦有地，亦有人。天以候肺，地以候胸中之气，人以候心。

按： 手太阴脉也。手阳明脉当其处也。《经》云：肠胃同候。故以候胸中也。

人以候心，手少阴脉当其处也。帝曰：上部以何候之？岐伯曰：亦有天，亦有地，亦有人。天以候头角之气，地以候口齿之气，人以候耳目之气。

按： 当头角上经气之病，故候之。当口角上经气之病，故候之。当耳目经气之病，故候之。

三部者，各有天，各有地，各有人。三而成天，三而成地，三而成人。三而三之，合则为九，九分为九野，九野为九藏，故神藏五，形藏四，合为九藏。

按： 所谓神藏者，肝藏魂，心藏神，脾藏意，肺藏魄，肾藏志也，此皆无形之神，故云神藏五也。所谓形藏者，余不得解，见《内经》王冰注，亦未必然，恐脑藏髓，血海藏血，气腑藏气，胆藏液，未知是否。

五藏已败，其色必夭，夭必死矣。

按： 此乃《内经》诊经气之法，以经气为病，就其本处而察之，取其显而易知。然岐伯未尝不知寸口可诊经气，恐其深远难明，不如周身各处察之为准耳。学者当知《内经》之法费而显，叔和之法简而深，不可谓叔和之非，当赞叔和之奥而已矣。

张澹初曰：此古人慎重之诊，通身候转，病无隐焉。今则废其二，只以气口一诊，犹尔舛谬，故录此以备学者览焉。

按： 昔贤尽属此等学问，只能说而不能行，既为古圣有通身诊法，即当祖述以立脉学，使后人观览，可以进化。不然，但说几句断语，使学者观览何益，势必遵《内经》而不能，遵叔和而又疑，此说不但无益于后人，反晦后人也。

第四章　天人造化说

大造生化一阴一阳，人秉大造之理而生，亦不外此阴阳。然阴阳无形，朕兆难窥，自来知德探阴阳之秘，综三才之理，绘成此图，天人一气之奥秘，可晓然矣。

来知德二气图（据目录补）

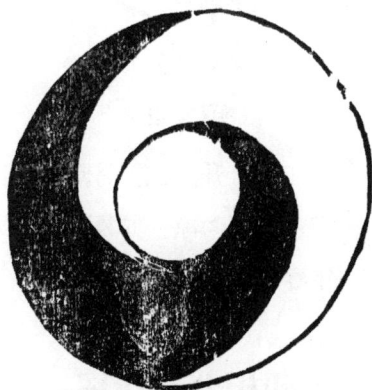

图 4-1

中间白圈为中气，阴生中气之上，阳生中气之下，阴将生谓之少阴，少阴西降至北而化极阴，阳将生谓之少阳，少阳东升至南而化极阳。虽曰阳升阴降，特就其初气而言，其实阴东升以化阳，阳西降以化阴也。

二气应脉解

二气者，乃环抱生化之阴阳也，即西学所言之阴电阳电也。阴阳互根，其性相吸，凝聚而不散，即坎离交媾之义也。天地无此气则崩，人无此气则亡。凡人生活不息，二电之能也。动静灵变，二电之机也。脉即二电动静之力，无病者，动静之常也，有病者，动静之变也。故察脉之动静，可定人之疾病生死，寿夭智愚，富贵贫贱，自无不验矣。

四方应四气图

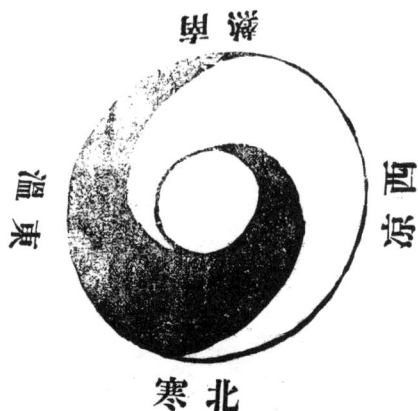

图 4-2

阴气东升至南化热，方其在东半升半化，将热未热而为温，阳气西降至北化寒，方其在西半降半化，将寒未寒而为凉，如是南热北寒，东温西凉，乃四方之气相，若一日子午卯酉，一年春夏秋冬。

四相分五行图

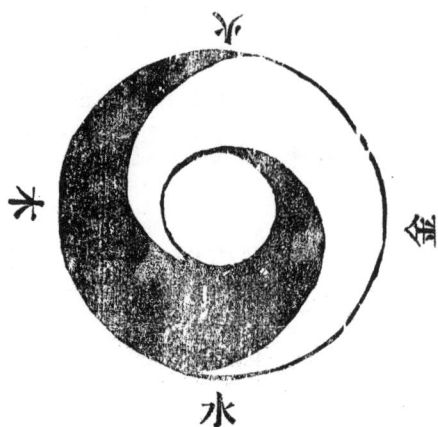

图 4-3

人之一身上下左右，气相皆此理也。大造生化，先有无形之气，而生有形之质，乃一团戊巳之灵，包括四气，土质先成于中，而为地。南热化火，北寒化水。水火者，二气之特化。金木者，二气之间化。二者皆土中所生之物。以木气温散配之于东，以金气冷固配之于西。木火土金水为五质，五质之神气，无形互合流行而为五行。有形者，又何能生化？圣人以无形者难明，故指五质分配五行。前人多昧此意，遂致医理蒙混，难望岐黄之门墙也。

五行应脏腑图

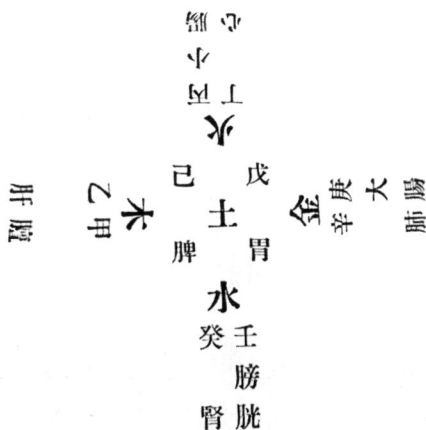

图 4-4

以五行应内气言之，则曰五脏六腑，以经气言之，则曰六脏六腑。十二经气，肝为足厥阴，胆为足少阳，心为手少阴，小肠为手太阳，脾为足太阴，胃为足阳明，肺为手太阴，大肠为手阳明，肾为足少阴，膀胱为足太阳，心包络为手厥阴，三焦为手少阳。盖气血行于周身者，曰经气，未行于周身之时，曰内气，六脏六腑，曰形质。脉有经气之病，与内气不同，尤有形质之病，与内气又不同，不可不分析论之。

五行生克解

五行生克者，生则长，克则化，一时不可不生，一时不可不克，生克互合，共营一业。皆不宜露其本性，本性一露，即为病。凡言脉理，当知本性脉，见为病之理，庶乎其近道也。

五行相克解

水之气过沉，渗之以土气。土之气过郁，疏之以木气。木之气过散，敛之以金气。金之气过敛，发之以火气。火之气过炎，伏之以水气，如是为克。克者，制其太过，化为中和之理也。脉之生克，必按此推之。

五行相生解

水气上升，以生东方木。木气上行，以生南方火。火气下蛰，以生中央土。土气西腾，以生西方金。金气下降，以生北方水。

五脏相生解

肾水左升，以生肝木。肝木上行，以生心火。心火下蛰，以生脾土。脾土上升，以生肺金。肺金下降，以生肾水。此乃水火升降之理，脉亦如之。

五脏位置解

《内经》言左肝右肺者，言其气化之道路，非言其位置也。如系言其位置，《经》何又曰肺为华盖，居五脏六腑之上，其非言肝肺位置可知。如言肝之位置，实附于胃后，尚偏在右，何得曰左肝右肺。昔贤滥引经文，误绘脏腑之图，勿怪医学之不明也。

肺在脏腑之上解

人身之气化，互变而得生活，阳变阴性，而反蛰阴变，阳性而反升，火变水性而下降，水变火性而上升。金变木性而不固，木变金性而不散。血属阴变为火性，火色而能运。气属阳变，为水性，水色而不散。五行谓水色黑者，以其属北方阴暗之色，实则水得阳光化白，故言气色白而从水也。卫属阳性主散，反变在外卫护而固也。营属阴性主固，反变在内营运而发也。至于肺属阴金亦然，人之一身阳气，发腾之力主升，必以极阴之质覆荫之。不然则阳气飞散，且极阴之质，不有阳气充发，则机关闭塞，蓄阳气时时上卫，肺体时时固敛，一冲一敛，而有开阖呼吸之能，所以肺属阴金，必变阳体而清虚。

究之五行之中，唯金为异，木火土水，皆以相生者为之长生，唯金性顽固，自无生活之性，故长生在巳火，以其非受克制，不能变化也。故五味言从革作辛，必从其改革而化也。《内经》言：肺脉浮者，是从革性之所化，非肺之本脉也。《经》又言：短为肺脉，涩亦肺脉，乃言短者，肺之本脉，涩者，又大肠之本脉也。著脉学者，未明此义，概以秋日浮短，为肺之令脉，谓无病也。不知短为肺之本脉，本性一露，即为病矣。《经》云：长则气治，短则气病，肺司气，肺脉见短，即阳气不能革金之凶兆也。若肺以脉短为无病，岂不谬乎！

第五章　部位溯源

左右混然一气应寸关尺部位解

　　肾水自左东升，故左尺应肾。肾东升化肝木，半阴半阳之交，故左关应肝，肝升于上化心火，故左寸应心。心火下蛰，必得肺金之降，故右寸应肺。肺金降必由土转，土为中枢，半阴半阳之地，故右关应脾与胃。阳蛰于下，如八卦乾阳落于西北，人之老阳蛰于右肾，秦越人名之为命门，故右尺应蛰阳，此阳自上而下蛰者，医书皆谓命火。自右肾而升者，何其背谬，读者究之。

寸关尺混然一气图

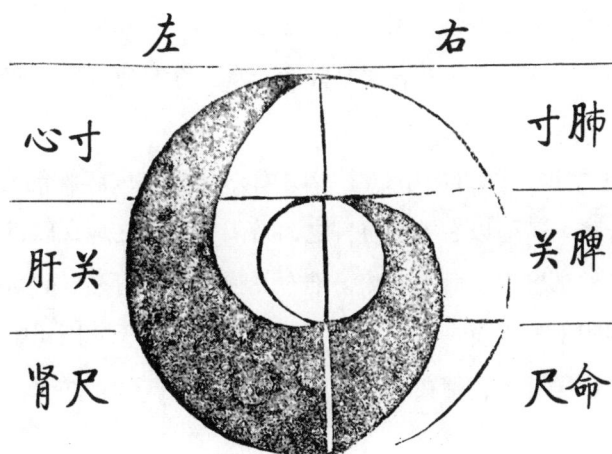

图 5-1

　　寸口应二气图解，寸口者，周身百脉朝会之地，故以图可应于周身也。

右寸说

观此图右上隅，虽纯属阳象，其实阴藏阳内，其气浮大清轻，在一日应午后，渐化暮气。在一年应夏至后，渐化秋气。在一身应肺气。在脉应右寸，因其得阳气较多，故动机偏大于左寸也。

左寸说

观此图左上隅，为阴尽之地，阳盈阴虚，其气主洪。在一日应午前，而接朝气。在一年应夏至前，而接春气。在一身应心气，在脉应左寸，因其得阳较少于右上隅，故脉之动机较少于右寸也。

右关说

观此图右中界，阴阳各半，阳气半蛰之地，其气中和平缓，在一日应辰戌丑未。在一年应四季之末，各十八日，唯旺于长夏。在身应脾胃，在脉应右关，以其阳外阴内，故较大于左关也。

注：盖气化之理，脾胃居中，主宰阴阳，升降水火。脾气升，诸阴皆升，胃气降，诸阳皆降。若但以右关部位言之，乃阳气下蛰之地，以胃为本。故《内经》诊脉法，于他部皆言脏而不言腑，唯右关独言候脾胃之气。盖以脾升必借胃阳。图中不露脾阴上升之象，可知无时不以土德为本。无非因司阳气右降，故应于右关，不可谓位居肺下，即在秋令之后也。

左关说

观此图左中界，阴阳各半，阴气半升之地，其气沉弦柔和。在一日应朝气，在一年应春气，在一身应肝气，在脉应左关，以其外阴内阳，故动机较小于右关也。

注：盖升降之理，肝脾皆有升阴之能，以脾为主令者，以肝为司令者，肺

胃皆有降阳之能。以胃为主令者，以肺为司令者，土气之升，弥漫于各地，木气之升，独现于东方。图中无脾阴上升之象，以其无处不有土气也。

左尺说

观此图左下隅，虽纯属阴象，其实阳藏阴内，少阳方胎，其气沉秀而濡，在一日应子后，在一年应冬至后，在一身应左肾，在脉应左尺，以其阴气太旺，故动机较小于右尺也。

右尺说

观此图右下隅，为阳气下蛰之地，老阳已蛰，其气沉实。在一日应子前，在一年应冬至前，在一身应右肾，在脉应右尺，以其偏得老阳之气，故动机较大于左尺也。

六脉大小分解

脉之动机，以右寸为最大，次第言之，一右寸，二左寸，三右关，四左关，五右尺，六左尺，此乃平人之常度，反则为病，经验者多，自知其不差矣。

王叔和所定天然部位图

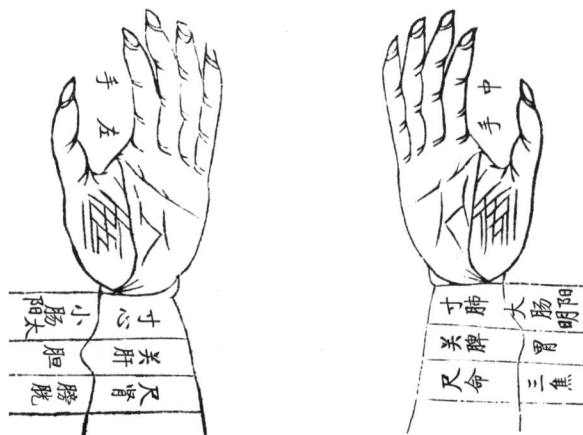

图 5-2

新绘王叔和综《内经》诊断二法合一表

表 5-1

右手			左手		
尺	关	寸	尺	关	寸
膀胱及肾经气，内气，形质精气，或大肠下焦内气形质与命神，妇人子户，又腰右部自胯腿膝，至足趾之病，皆属之	脾胃经气，内气形质，及上焦，或对胃部外廓前后，及幽门之病，皆属之	大肠经气，或肺经气，内气形质，及胸中气。又心房血，又头右部耳目喉舌口齿类，颈自肩肘，至手指，及对胸外廓前后之病，皆属之	膀胱与肾经气，内气，形质精血，或小肠、中焦形质，妇人子户孕育，又腰左部自胯腿膝，至足趾之病，皆属之	肝胆经气，内气、魂气、形质及膈膜、幽门，或对胃部外廓前后之病，皆属之	小肠经气，或心与包络经气，内气形质，膻中神明，及左心房血，又头左部，耳目喉舌，口齿颊颈，肩肘至手指之病，皆属之

浮中沉自然定位歌

辨脉举一可类推　　假使先从左关起

少阳是为厥阴表　　厥阴为里言经气

自然少阳主外浮　　厥阴次之一定理

形质在内又较深　　故尔为病沉下取

昔人但知配部位　　忘却经病无人语

至今脉法不分明　　医学方针无定指

发明王叔和经气内气形质位置同诊寸口表
左寸三候表

表5-2　左寸

位置	形质	内气	经气	
头左边，耳目口齿喉类，及手指之病属之	无	无	小肠太阳经气变动，及六淫之病于太阳者属之	浮
位置	**形质**	**内气**	**经气**	
自肩至肘之病属之	心左上房血病	心内气之病，与膻中内气之病，皆属之	心少阴经气之病，与心包厥阴经气之病，皆属之	中
位置	**形质**	**内气**	**经气**	沉
胸左前后外廓之病属之。浮以候前，沉以候后	心及包络形质之病，或心下房中之血病皆属之	无	无	

左寸候心与小肠歌

丙丁二火本同宫　　经气交接两相通

脉若浮洪而紧急　　病在小肠太阳经

浮洪而迟太阳寒　　必随兼相定分明

中取但洪浮不见　　少阴丁火气太盈

陈却时灾经气症　　即为内气伤七情

洪弦而敦厥阴象　　内气亦与心气同

沉取即是形质病　　心及包络或血形

头痛在左循经络　　在此浮分现脉踪

注：心者君主之官，神明出焉。膻中者，臣使之官，喜乐出焉。君臣一体，故心内气病与膻中同。歌中脉象，详见后十二经气章。

左关三候表

表5-3　左关

位置	形质	内气	经气	
左臂自手腕，及胁上前后之病，与膈膜之病，皆属之	无	无	胆少阳经气变动之病，及六淫之病，于少阳者属之	浮
位置	**形质**	**内气**	**经气**	中
胁中前后之病属之	无	肝与胆内气之病属之	肝厥阴经气变动，及六淫病于厥阴者属之	
位置	**形质**	**内气**	**经气**	沉
围胁前后之病属之	胆与肝形质之病属之	无	无	

左关候肝与胆歌

甲乙同情皆是木　　经气交接两相顾

浮弦或大少阳经　　中弦即是厥阴露

若非时症内气因　　脉相皆在中取注

肝胆形质不诊经　　但取沉分无二路

沉而急者胆家求　　沉而迟者肝家悟

沉而兼散在胆家　　沉而兼牢亦肝部

内痛脉浮经象无　　病在膈膜无别处

外廓前后见病形　　前浮后沉自昭著

左尺三候表

表5-4　左尺

位置	形质	内气	经气	
腰前部之病，及妇人带脉之病，皆属之	小肠与中焦形质之病属之	无	膀胱太阳经气变动，及六淫之病于太阳者属之	浮
位置	形质	内气	经气	中
妇人子户与孕育属之	无	膀胱与肾内气之病，皆属之	肾少阴经气变动之病，及六淫之病于少阴者属之	
位置	形质	内气	经气	沉
左腿自胯膝至足之病，皆属之	肾与膀胱形质之病属之	无	左腿少阴经气自病亦属之	

41

左尺候肾与膀胱歌

壬癸本来同是水　　经气交接动神机

浮取太阳经气脉　　小肠三焦亦应之

腰前位置妇人带　　浮分候之亦相宜

中取少阴外感病　　肾与膀胱内气居

妇人子户及孕育　　位在中取理何疑

膀胱与肾形质病　　必在沉分看何如

精血寒兮亦沉取　　位置左腿定不移

注：小肠与中焦形质之病中，分浮、分随病现象，学者不可拘泥。

右寸三候表

表5-5　右寸

位置	形质	内气	经气	
头左边上，目口齿喉颊颈，及手指之病属之	无	无	大肠阳明经气变动之病，及六淫之病于肺经者，又外合皮毛孔，一切外感皆属之	浮
位置	**形质**	**内气**	**经气**	中
右肩至手腕之病属之	右上房形质，及血病属之	肺内气之病属之	肺太阴经气之病属之	沉
位置	**形质**	**内气**	**经气**	
胸廓外前后之病属之。浮以候前，沉以候后左，以候左右，以候右	肺形质之病，及右下房形质之病，或血病皆属之	无	无	

右寸候肺与大肠歌

庚辛一理同是金　　经气交接自然观

浮大发热兼涩短　　手之阳明病气伸

浮无经象为外感　　中候次之肺太阴

内气形质上房血　　或及胸膈病气分

自肩至肘迄腕后　　此为位置中分寻

沉取肺藏下房血　　位置外廓报捷音

头病肩肘浮分取　　随象定病自然真

注：外感者，十二经气未动，自毛孔直达于肺也。

右关三候表

表5-6　右关

位置	形质	内气	经气	
对胃前外廓之病属之	胃上脘及上焦形质之病属之	无	胃肠阳明经气变动之病，及六淫之病于阳明者属之	浮
位置	形质	内气	经气	
无	胃中脘及上焦之病属之	脾与胃内气之病属之	脾太阴经气之病，及六淫之病，于太阴者属之	中　沉
位置	形质	内气	经气	
胃下幽门之病，及胃外廓之病属之	脾与胃形质之病属之	无	无	

右关候脾与胃歌

戊胃巳脾同是土　　经气交接气相聚

若见浮缓而兼长　　病在经气阳明路

胃上疼痛脉若浮　　此乃中上二脘处

中分缓者病太阴　　或是脾胃内气故

脾胃形质取沉分　　寒热分清自昭著

脾寒脉必沉迟涩　　胃燥沉急数无误

脾结几乎沉而无　　胃结液枯散脉露

此类脉象是虚寒　　误投辛燥命难顾

注：脾胃有津枯火结之病，不能转运，类多虚寒。若误用辛燥升动之品，必加重，不（不字原缺，据文义补）可不知之。

右尺三候表

表5-7　右尺

位置	形质	内气	经气	
命火上越，及腹前外廓之病属之	太阳与下焦形质之病属之	无	膀胱太阳经气变动，及六淫之病于太阳者属之	浮
位置	**形质**	**内气**	**经气**	
妇人子户开泄之病属之	无	肾与膀胱内气之病属之	肾少阴经气变动之病，及六淫之病于少阴者属之	中
位置	**形质**	**内气**	**经气**	沉
右腿自胯膝，至足下之病，皆属之	肾与膀胱，及精气形质之病，皆属之	火热下陷与肾气虚寒亦属之	右腿肾少阴经气，自病亦属之	

右尺候命神与三焦歌

二肾同水无异形　　内蕴妙化有深意

左乃稚阳始发生　　右乃老阳蛰入地

阳越不蛰见浮分　　并诊太阳病经气

形质大肠及下焦　　位置腹前外不利

肾与膀胱气相同　　治乱兴衰中分至

少阴经气亦中分　　子户位置司启闭

形质病属肾膀胱　　取在沉分理不秘

位置右腿至足间　　精气虚实自调剂

注：假使右尺沉取见缓脉，即知右腿脾太阴经气湿邪，余者皆仿此脉象之妙。难穷此表，不过指其大概，犹须诊者随其阴阳寒热，自己变通耳。

辨三焦形状歌

自古三焦未分明　　皆言有名而无形

三焦果属无形者　　厥阴历络岂能空

大肠之外有脂肪　　此为下焦是真情

下焦原为气之府　　温发上蒸热气洪

小肠之外有脂肪　　此处即是中焦名

中焦原蒸谷津液　　升入静脉到心宫

满胃横铺有脂肪　　谓之上焦水气蒸

助脾升水直到肺　　肺又布之周身行

两肾之间三焦系　　故尔右尺寻脉踪

注：前人多谓三焦无形，《经》云：手厥阴心包络，下膈历络三焦。如果无形，何以历络？盖三焦乃三部肥油，以其油性焦热，故谓之焦，唯其焦能食水，唯其热能蒸水，究之三焦为用大矣。蒸水化气，取谷精华，通调水道，非三焦不

可。昔人谓之无形，岂不可误乎。

三焦脉溯源歌

三焦本来司阳气　　至大至刚周身去
下焦形质右尺诊　　中焦病在左尺聚
上焦形质病右关　　脉相宽满长有力
宽长无力为不及　　如再兼迟寒无误
经气之病六脉洪　　或在左关浮分异
长洪不浮非时灾　　确是三焦病内气

　　注：三焦但病一焦，脉现一部，病两焦，脉现两部，病三焦，脉现三部。洪长不浮者，为内气之病，兼浮者，为经气之病。下焦病诊右尺者，以其大肠脉诊右尺，下焦为肠外之胞油故也。中焦诊左尺者，以其小肠诊左尺，中焦为小肠外之胞油故也。上焦形质病，多现右关，若上焦内气与经气独病者，仍现在左关，以其气化与胆合化故也。

图注（原缺，依书中题目补）

　　夫人之病，不过经络脏腑，周身百骸，俱可在寸口六部浮、中、沉而察之，其有分别之法，须见于后。此图虽指示分明，不过为学者入门之阶，其中精微万变，在学者化而裁之。此法详见五脉临宫，熟读则万病难逃。不但昔人已言之病下指即知。即天道未来之病，见之了然，斯乃医学心传之秘，学者须细玩索，而自得焉。

原脉歌

脉分两手出《素问》　　始有《脉要精微论》
越人阐发无穷理　　著成《难经》传后人
晋之叔和遵《经》训　　编辑《脉经》功最深
后渐失传今不读　　《脉诀》托名高阳生
误读七表与八里　　九道之说理何存

取其长者略其短　　名定部位叔和云
后人不明《脉经》理　　颠倒部位假乱真
《内经》诊候有二法　　学者察之要细心
内气形质位置病　　皆在寸口部位寻
如遇十二经气病　　必在本经察周身
叔和会通合一法　　皆在寸口一同诊
表里同候在一部　　叔和定之有原因
表里本然是一气　　不过清浊阴阳分
莫以形质分上下　　经气合化理最纯

部位歌

两手高骨为关位　　阴阳升降由此分
关前为寸关后尺　　寸脉为阳尺脉阴
小肠与心候左寸　　肝胆必在左关诊
左尺膀胱与肾脉　　大肠与肺右寸寻
脾胃居中右关上　　右尺原是候命神
二尺同属肾之脉　　右乃蛰阳为命门
心包寄在左寸位　　三焦右尺为其根
若遇形质位置病　　诊断亦须遵经文
三诊九候寻妙理　　一部分三浮中沉
三部各三为九候　　浮表沉里要细心

人迎气口神门歌

掌后高骨定关名　　关前一分要察明
左为人迎右气口　　神门两在关后容
人迎可定七情病　　喜怒忧思悲恐惊
气口之脉定外感　　风寒暑湿燥火情

伤寒之脉人迎紧　　气口紧盛食伤中

神门之脉无别证　　关尺分断命必终

验病各部参合断　　神明变化存乎通

　　注：李东垣、朱丹溪，皆以人迎定外感，以气口定七情，其理颇似含混。盖人之心肝司血，肺胃司气，营血司令于肝，卫气司令于肺。外感多由卫分而入，肺又外合毛孔，故外感多见于右寸，气口为右寸关相交之地，故亦可证也。七情由五脏所发，五脏以心为主，七情以神魂为主。肝藏魂，而心藏神，故五脏神志之病，多见于左寸关，人迎为左寸关相交之地，故亦可证也。若伤寒之脉人迎紧者，亦以其营血司令于肝，寒束表外，营郁攻冲而然，非可谓外感皆应于人迎也。气口紧盛食伤中者，亦以其食壅于中，脾气不能上转，攻鼓气口而然，非可谓七情能应于气口也。

人迎气口神门图

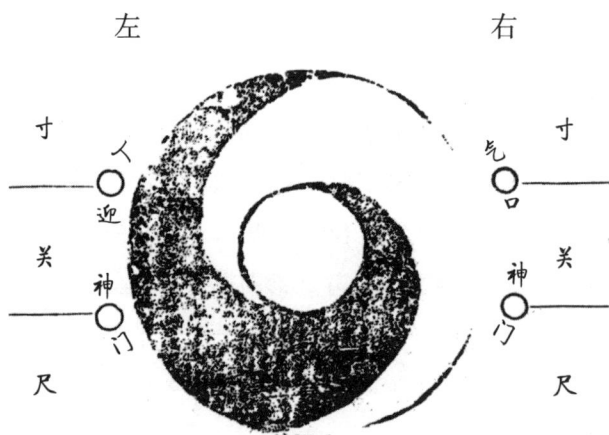

图 5-3

　　人禀二气所生，脉乃二气之机，故可应二气之图。恐学者部位不明，今复列图以指示之。关为阴阳之中枢，生机自下而升，上入关中，方入之地，必在关后，以生机为神人之所，故曰神门。关前待迎生机之处，曰人迎。阳旺于上，必从右降，下入关中，关前阳气所入之口，曰气口。下蛰之阳为命火，命火出于关下，蛰于右肾，以其命神下出关后，故亦曰神门。

按：前贤以左寸为人迎，以右寸为气口，以两尺为神门，均属误会经旨，贻误后学非浅。证之《脉经》《内经》，自当明了。《脉经》云：关前一分人命之主，左为人迎，右为气口，神门诀断两在关后，人无二脉，病死不愈。如果人迎气口，即左右二寸，何必赘言关前一分也。如果神门即左右二尺，何必赘言两在关后也。又云：人病其左寸口之脉，与人迎之脉大小，及浮沉等者病难已。如果寸口即人迎，又何能两相比较，且又云：左手寸口，人迎以前脉阳实者，手太阳经也。左尺中神门以后，脉阴实者，足少阴经也。可知人迎气口在关寸之交接处，神门在关尺之交接处，为环行之枢机，过脉之地点，非可认为寸尺也。再观《内经》云：毛脉合精，行气于府，府精神明，留于四藏，气归权衡。权衡以平，气口成寸，以决生死。（考此经文引自《经脉别论篇》。府，谓气之所聚处也，是谓气海，两乳之间，名曰膻中也）此权衡，即气口枢机，若无病和平，由气口方能成寸，精神由脾达肺，由关达寸，故可决生死也，但言气口成寸，非言气口即为寸也。由此推之，人迎气口神门，皆为神转之机枢。左尺上不至关，为生化之神门绝，右尺上不通关，为蛰藏之命神绝。左寸下不接关，为人迎绝。右寸下不交关，为气口绝，皆主死证。故四脉只可验病之生死，与切病无甚关系。如李东垣、朱丹溪等，专以人迎气口，定内伤外感。此说兼有，学者要必贯通其理，非可拘泥其病也。

辨前贤论脉男左女右歌

朝气柔和自东升	温升化火午半盈
午后阳气从右转	壮盛实满热气洪
男左女右是空理	气化亦与造化同
左脉固虚而兼小	虚中胎实是为平
右脉应实而兼大	实中胎虚是常情
颠倒妄谈不足信	总以实验为可凭

注：男左女右者，乃圣人所定之理。男尊女卑，中国尚左，故男子居左，女子居右。至于气化，何尝有男女之别。且观天道，冬至后冷于冬前，夏至后热于夏至前，午后比午前转热，子后比子前较寒，所以人脉必应天道，若谓有男

左女右之分误矣。

辨前贤男女尺寸大小脉论歌

人身气化无异形　男阳女阴比配情

谬说男子寸脉盛　妄言女子尺脉洪

不识阴阳实在理　胶柱鼓瑟鲜所通

女应离火心生血　男应坎水肾化精

男子理当尺脉实　女子理当寸脉荣

女惟经盈左脉大　脉过经期与男同

男子尺脉何故小　只为精泄始不平

千年烟露难消灭　不知何时归正宗

第六章　脉字①溯源

三十三字定脉歌

轻而在上浮脉名	重按可得沉脉形
一息三至为迟脉	数脉六至理可通
若论滑脉形流利	刮竹沾沙涩脉情
大而兼软是虚脉	浮沉有力实脉评
长脉迢迢出本部	短不及位要分明
似有似无为微脉	洪大有力按之空
弦粗而急为紧脉	定是伤寒形不松
唯有缓脉不一等	前人脉理未分清
以和为缓常人脉	松缓表开应中风
宽大缓慢土气病	辨别缓脉得归宗
端直如弦是弦脉	芤脉边实而无中
浮硬不移为革脉	沉而不移牢脉凭
浮而软者濡脉相	沉软为弱定伤情
浮而无收为散脉	细脉微微蛛丝同
藏而不见为伏脉	流利摇转动脉逢
促脉必在数中止	缓时一止结脉踪
动而中止为代脉	二十七字昔时名
濒湖脉学必要读	或可曲畅与旁通
犹有考察未备者	犹缺六脉须补增
大小颤疾粗乱脉	详注于后分析清

①原书作"脉字"，考内容文理不通，应是"脉学"二字，但疑高氏强调"字"义，故予以保留原貌。

注：浮沉者，阴阳之轻重也。迟数者，行度之快慢也。滑涩者，气血之利与滞也。虚实者，形质之空与诚也。长短者，度数之过与不及也。洪微者，形象之盛与衰也。芤弦者，中外虚实之变迁也。紧缓者，阴阳开阖之征兆也。革牢者，坚著分属于上下也。濡弱者，柔软指定于浮沉也。散细者，阴不包阳，阳为阴团之理也。伏动者，一欲深隐而神潜，一欲操作而力乏也。促结者，一陷一松之象也。结脉之理如是，故言一松之象也。代者，藏气之崩断也，推之大小，与粗者动机中之显著也。颤者，动脉中之变象也。疾者，内气之多躁也。乱者，至数之不齐也。增此六者，庶于脉理、脉象无余撼矣。

大脉补注

大脉于《内经》《伤寒论》中屡言之，陈修园亦有曾大脉之说。其象似洪非洪，洪者下空而兼散。大者不空而弥漫，有力主实，无力主虚，乃阳气不收，放涨之意也。

小脉补注

小脉昔人亦有言者，唯李氏脉学独无，其象非细非微，紧聚如豆，乃阳热而郁，缩小之意也。有力为实郁，无力为虚郁，见此脉者，不可误为虚寒也。

粗脉补注

粗脉者，粗大坚实，内外有力，服毒者有之，中毒者亦有之。在血现于左，在气现于右，在心肝者，现于左寸关，在肺胃者，现于右寸关。毒在脏腑全部者，六脉皆粗，其粗日减，神气渐清者为欲愈。若偶减无力，或沉或散，即死症也。

颤脉补注

颤脉为古人所未言，然究其理，动中有颤之一形，验其病脉又有颤之一种，颤与动脉似是而非，动者摇动不已，颤者战栗不匀也。如寒冷惊恐战栗之时，其脉皆颤是其证也，此脉时所常有故增之。

疾脉补注

疾脉《内经》作急，李氏谓与数同，竟删去之，不知急与数亦有分别。数者火之性，多属天时之灾。疾者火之郁，多为七情所感，或思或想过度，或志意不随，以致心性急躁，而呈此脉象也。此脉又多见于痨瘵之妇人，故增之。

乱脉补注

乱脉者，至数之不齐也，前人言三五不调者，仿佛似之。然三五不调，不过脏气一部，或盛衰有异，或郁畅不匀，排列不齐耳。若乱脉者，彼此相凌，大小无定，阴阳变乱，升降不随，或左手三部不齐，或右手三部不齐，或两手六部皆不齐也，此脉久病主死。时症虽危，尚可回生，常见暑邪秽气，或障气痧气，中于胃及心包者，以致搅心眩晕，呕吐霍乱等症，其脉多乱，何可缺之。

脉字理象歌

浮为表病阳气轻　　沉为里病肉下行
浮又主腑沉主脏　　浮沉二字界限清
寒性行迟火行数　　滑为水性加热形
涩为气滞阴不利　　虚为阳乏阴内空
实为火热阴阳盛　　长为深远热气腾
短为神衰病气实　　热性在上脉主洪

阴亏于下阳气浮　　阳力又衰微脉情

收束不开紧脉理　　半是寒逼火不通

缓和无病慢土病　　兼松太阳定伤风

弦主肝风亦主怒　　或兼风痰聚在胸

芤为液亏气未减　　或新失血偶伤精

革为中空又加实　　牢为真衰邪气凝

濡为阳衰阴稍旺　　阴阳俱衰弱脉逢

津亏自然脉主散　　莫谓阳败等几庸

细乃阳气被水困　　伏为神匿不从容

动乃阴阳仍有力　　独是关枢难降升

或困寒窒触乃动　　或因力乏不能擎

促为火急时内陷　　结为气滞血脉松

代为脏中经气断　　土气不接命必倾

大为阴开阳不守　　小为阳郁不畅通

粗为毒热经气旺　　偶然减细归幽冥

颤为寒冷入经气　　或因胆伤神气惊

或因暴疼神畏惧　　必要分析莫混蒙

乱乃无主神机变　　疾是性躁感七情

领会脉象无错误　　全凭手敏与心灵

寒热虚实注

大凡寒热虚实，必以脉断，然脉诊之法，不可拘泥。常见脉洪、脉大，或浮而有力，其中多有内寒者，如沉疾、沉散、沉虚，往往多有实火者。若时症阳明病脉固当实，其大便燥结日久，脉反沉微无力，究其理如火炉反无力，更属大燥，此症莫当虚治，必须大下之。若久病，亦有脉沉微无力似虚者，其实郁结不疏，疏之则脉复。又有阴亏无体者，脉见虚散无力，滋阴则病愈，所以持脉必合病理，而会通之，方不误也。

火热不同歌

天热地火势不同　　人体附著各有情

血分阳旺是为火　　气分阳旺热为名

数疾原为火之性　　洪滑为热理可通

火病药用苦寒泻　　热病药用甘寒清

二者反错必加重　　学者牢记要分明

注：火热二症，不过以数、疾、洪、滑为提纲，三十二字互相变迁，各主火热不同，是在医者自己变通。假使火热相兼之症，脉见洪数，必以清热泻火之药品，并用之。

跋

此卷《脉学》，自第一章印起，至第六章止，已成一册。其他卷数俟后陆续印行，再质高明。

考此章后阙如，书后跋文已说明。疑为散佚，或未刊印。

第七章，定息数总理应病；第八章，五脏脉象主病溯源；第九章，十二经气渊源；第十章，增注《内经》十二经气脉象；第十一章，十二经主病共十二节；第十二章，增订李濒湖脉学；第十三章，选订三指禅脉诗；第十四章，五脉临宫图及歌括数幅；第十五章，望闻问切合法数节；第十六章，病脉宜忌数节；第十七章，验病生死数节；第十八章，平素脉数节；第十九章，验元病者寿夭死期数节；第二十章，验人富贵贫贱数节；第二十一章，验人智愚性情数节。

灵兰真传

原前言

"高愈明医学汇编"为我县已故名医高愈明先生遗著，愈明先生字骏轩，生于公元 1861 年，卒于公元 1938 年，寿享七十八岁。他一生不追逐名利，专以医人医医为务，其序云："医病只医个人，不如医医之功倍。"（《伤寒论溯源详解》序）因此于公元 1916 年 8 月，呈请当时政府批准成立医学讲习所，召集生徒若干人，新建校舍一所，聘请助教一人，凡二十余年培养中医后代百余人，为人民保健事业献出了毕生精力。

先生重视预防医学，经常编写预防疾病的宣传材料，如"时灾预言"即其中的一种，序云："时灾预言"一篇，以告同胞"庶可防其未然"。他的宣传材料和著作都不收费，全部送给广大群众。为了创办学校和印刷宣传材料，推广著作，不得不把自己祖业卖出六十余亩。他刻苦钻研，始终以边治疗边研究，边教学的继续一生，医学非常渊博，常为人们解决疑难大病，受当代人们热爱和拥护，如"每周往来城乡间问疾者，趾踵相接，活人无数"。（《瘟疹溯源》李心增序）"食先生惠者，不止我一人，彭君相亭子病白癜，王省长维宙子出瘟疹，李道尹香斋子女同染疾病，栾行长佩石女亦染疹疾，均经先生一药而愈"。（《瘟疹溯源》单有珍）他的名望震动东北，即当时统治者——张作霖府中已常去往诊，所以他有民国内务部，批准的著作权，凡出版的书籍中都有"民国内务部准有著作权"的字样。

愈明先生在临床实践和教学经过中编写二十余种教材，都是宝贵的医疗经验，惜乎他处于轻视和排斥祖国医学的年代中，未能引人重视，以至大部著作已经轶失。

自从贯彻党的中医政策以后，尤其经过整风运动，广大医务人员，在思想觉悟上空前提高，纷纷献方、献宝，这样高氏医学遗著也随之涌出，我县为了更好地继承和发扬祖国医学遗产，使它发扬光大，更好地为人民健康服务，将高氏遗著校订编印命名"高愈明医学汇编"，现除将已校订的"灵兰真传"印刷出版外，并继续整理其他部分出版，以备各地医务工作者临床参考，但由于校订者水平所限，难免发生错误和不当，望同志们随时指正。

营口县人民委员会卫生科序

1959 年 6 月 1 日

《灵兰真传》卷一

问曰：用药制方有凭乎

问曰：用药制方有凭乎？

答曰：唯其有凭，为不杂乱，方必简赅，用之力专，始能有效。盖天地万物，各有一性，人秉万物之灵，故万物能治人之万病。以其专主者为君，性能助君而旁及者为臣，性能助臣又能旁及者为佐，如能远出而治兼证者为使。一方之中，一君二臣，二佐、二使，或有君臣左使稍多二三味者，一方亦不出八九味。或有两病合为一病，必有复方。而复方各分君臣佐使，而佐使两须借用者亦多，亦不出十一二味。所以方药之力专，而治病始效。今将十二经之证，编成歌诀，以候记诵，使后学见病知源，用药不乱，庶几乎其不差矣。

手太阴肺经病歌（病，原作"脉"字，据文义改）

咳嗽痰喘并胸满：有邪则发痒力外喷，而作咳。咳而有痰为嗽，故名咳嗽。肺体不利必喘，气不通快，其胸必满。

膨闷气短无二音：膨闷即胸膈气满，不能下通。气短即觉气少，不足呼吸。

胸痹息贲并咯血：肺居胸中，掌呼吸之权。吸则肺叶（原作"业"，径改）开，呼则肺叶闭，呼吸艰难，闭塞不通，谓之胸痹。息贲者，名肺积。在右胁下覆大如杯，久不已咯血者，乃因肺叶细络积有瘀大，络破痰中而咯血。

鼻赤鼻衄渴烦心：鼻上皮肤红者，乃因肺热，鼻有瘀血也。鼻为肺窍，如血热以鼻出者而为衄。肺本娇嫩之体，如气燥津液枯少，则必渴。肺阴不足，心火不能下降，则心烦。

呼吸气臭吐涎沫：呼吸气臭者，肺有瘀陈故上。吐浊气涎沫者，久之必有肺病。

哮吼难卧息有音：凡哮吼之病，皆由肺之气管受伤，其内之孔道缩小。呼吸有声，谓之哮吼。肺体清虚为常，病则实满，满则坐起空悬而较轻，卧则压迫而觉重，故不能卧。凡吸有声音者，皆属于肺。

肺痈肺痿吐脓者：若肺无别病，但是热邪，失于坚韧之力，呼吸气少，吐败痰者，名曰肺痿。肺有邪热，必肿较痛，谓之肺痈。痈破而吐脓血也。

气息腥臭如烟熏：出气自觉腥者，乃肺络血瘀，臭为气分热瘀。如烟焦者，肺燥也。

息高气塞肩臂痛：息高者，喘息胸高，乃肺气上浮也。气塞者，乃肺气闭塞，或有瘀血不行。太阴经循肩臂，故肩臂痛。

振寒恶气汗外淋：肺主皮毛，因风所伤，则汗出恶气，而振寒。

气虚气少不足息：肺虚则无力，无力则气少，乃是气息微微不足于息也。切不可以实喘为气少也。

溺色赤涩小便频：肺属金，金气清降，则小便通活，其色不变。如肺有火热，溺色必变，少而赤涩频数。

清涕鼻渊皆肺病：鼻为肺窍，寒则清涕，热亦清涕。如鼻流涕，或臭或腥，连连不止，谓之鼻渊。亦因肺气有热，伤损鼻膜之故。

毛焦皮燥并揭皱：皮毛为肺之合。毛焦者，肺气败也。皮燥者，肺津不能外疏也。揭皱者，脾有毒邪，津液不通，干枯而长鳞甲，粗皮脱落，谓之揭皱。

此手太阴与肺病，举者切记须在心。

手阳明大肠经病歌

手经阳明府大肠：大肠属庚金，其经为手之阳明，与足阳明戊土合化。庚金之气凉燥，戊土之气湿热，燥湿合化方得平均。

经气枯燥皮肤僵：庚金之气燥，与肺辛金相表里。肺主皮毛，如庚金之气燥，则皮肤干枯而僵也。

周身紧麻与麻冷：阳明燥气动于皮肤，则皮紧麻。庚金之气凉燥，所以又主麻冷。若麻痹较深，是在筋骨非麻冷也。

消瘦皴揭于瘙痒：庚金之气燥，若燥气日久不退，皮肤起皴揭；或干皮退落而瘙痒；或皮肤湿毒津液不通，外令燥气，皮肤皴揭。

牙痛口干与喉痹：阳明之脉，下入齿中，还出挟口，循喉咙，故其经动，则牙痛口干而喉痹。

颈肿衄衃及目黄：阳明之脉，上颈贯颊，故其火动则颈肿。燥气冲肺，肺阴不敛，血出肺脏，则衄衃。燥火上炼金轮则目黄。

申酉二时流潮热：申酉为庚金之气得令，如庚金燥气性动，则发潮热。潮热者，如潮水而来，壅壅一阵发热，而后退也。

大便枯燥津液亡：庚金大肠为谷食化粪之道路。如大肠病燥，津液消亡，粪必枯燥而硬。

肩前臑内缺盆痛：手阳明之脉过肩前，走臑外前廉，入缺盆，故其为病，肩前臑内缺盆肿痛。

里急后重与脱肛：湿热下痢则里急后重，寒湿下痢则脱肛，皆大肠病。

滞泻瘕泻痢脓血：大肠无分消之能，瘀滞下泻，腹痛一阵泻一次者，为滞泻。如水谷遏毕大肠，日久成瘕，而后大泻，泻时腹暴痛，泻尽又积，经年累月，复发者，谓之瘕泻。或大肠湿热瘀滞，内热化脓，下脓血为痢。

热痛生痈在大肠：如大肠生痈，一处发热，跳痛不敢按，按之痛剧者是也。

脏毒肛肿及痔疮：肛门外生痈，名曰脏毒。肛肿者，肛门肿胀觉热，大便秘涩。痔疮者，在肛门内有筋痔、血痔、肉痔、气痔、骨痔之分。

此为大肠阳明病，莫忘。

足阳明胃经病歌

戊土阳明足胃经：胃为戊土，脾为己土，胃为腑，脾为脏。谷居中宫，有消化谷物之能。戊土之经为足阳明，自上下降，己土之经为足太阴，自下上升，二者皆能传化谷物津液。而戊土之气燥，己土之气湿。二者合化，不偏燥偏湿而正常。

发热恶热病常情：戊土之气热，如其性动，故必发热。因热而必恶热，此足阳明病之常情也。

面赤气盛并喘满：阳明之气酷热，其气最盛。若热气上溢则面赤，逆于胸则喘满也。

身前偏热汗外蒸：足阳明经行于身前，故其性动，身前偏热，发热蒸上，而汗出也。

胃火消谷善饥病：胃之化谷，必借胃火之力，如胃火偏盛，则谷物易消而善饥。

能食口渴黄疸生：凡病食量过度，饮水过度，都是胃火之过，如胃湿热气，壅于皮肤，则病黄疸。

呕吐反胃与噎膈：吐泻虽是病症，亦胃自然之良能，如食入之不适，胃恶之，立时上推而作吐。如适宜者，而能溶化，久之亦必下行，而入于小肠。又凡饮食不能溶化，久之亦必上挫而作吐。或胃酸过多，反不消化，亦不能下入小肠，久之亦必上吐。或胃下口小肠上口，幽门滞塞，饮食不能下入小肠，久之亦必反作吐。或小肠枯竭，阻塞饮食不入，久之亦达立吐，或幽门肿硬，或生肉瘤，饮食不下，久之反酸上吐。此皆反胃之缘故。如胃气过热则盛，食入即吐，而不停留。人之咽门下通胃管，因有吸力，借其滑力所以下行之力最大。或因气火，或因酒伤，胃管津液干涩，又无下吸之力，故饮食不入，而为噎膈。

胃肿烧痛硬不平：胃为有形之质，凡有形者，皆有发肿之病。胃肿自觉火热烧痛不敢按，按之更痛。如心下高鼓，按之硬痛者是也。

歌噫嗝嗳哕噎病：胃体能伸能缩。无饮食之时，胃体缩小，有饮食之时，胃体胀大，变为糜粥，下入小肠。如食入胃太多，挤迫胃内空气，上溢出喉之声，名曰饱嗝（原作"歌"，径改）。如将气之人，胃中之气郁多上溢，出喉之声长而歌者，亦名曰嗝。如气郁多，心中常有急火，烧炼胃管上截，其中干枯，干枯则空，空则内生燥气，燥气上出喉门，其声夷者，名曰噫。如胃失良能，不能蒸散精华，只是气内气多，再兼喉管闭塞，其气上溢，出咽之声，连连作声，各豆者，名曰嗝豆。如黄疸胃热气满，有嗝豆者。如吐泻痢疾，与久病胃败逆气多，皆作嗝豆之声。再兼幽门松懈，小肠之气，溢于胃中，无论有寒，有热，其气出喉之声唉者，名曰嗳。嗳之声较粗而长，如胃与小肠之气寒湿，气多出咽之声深远粗长，其音哕者，名曰哕哕之声觉粗长无力，而更深远。如干食之物入咽不能滑利下行，卡于胃管之中，阻塞胃管之中。而作噎声者，名曰噎。此皆食道之病。

牙痛喉咙痛种形：阳明之脉循喉咙，入上下齿中，故其为病喉咙肿痛，与齿痛也。

吞酸吐酸食后痛：胃有酸液，能消化饮食，如食积不化，胃酸过多，时时上涌，而又吞咽，名曰吞酸。如无食滞，胃酸过多，反致饮食不化，作吐酸者，名曰吐酸。如胃因酸而有溃疡，则食后必痛。

肿痛呕逆胃生痈：脐上高鼓内肿暴痛，扪之痛剧，发热呕逆，恐胃生痈，如痈已成，必呕吐脓血也。

口蜗唇肿与颈肿：阳明之脉，挟口环唇，过颈，故其为病，口蜗唇肿，颈肿。若阳明热毒，该处易生痈肿。

肌肉壅壅热交争：阳明主肌肉，故肌肉壅热而肿，面赤气粗，周身烦热者，是阳明病。

颜黑恶人与恶火：《灵枢》云：胃足阳明之脉，是动则病，洒洒振寒……颜黑，病至则恶人与火。故此等症状为阳明病。

若闻木声惕然惊：胃为戊土，木能克之，故闻木声，则心惕惕然而惊也。

闭户塞窗欲独处：阳明性动，故喜静恶动，喜暗恶明。又恶人与火，故欲闭户塞窗独处也。

病甚狂歌显己能：阳明之气过旺，则任己妄为，胃阳明与脾相表，阳明旺，则脾亦旺，脾声歌，故狂歌，显己之能也。

弃衣而走登高山：阳明之气盛则热，热则弃衣而走，肾气狂妄，则欲上高而歌唱也。

偏于素日气象雄：此种病态行为比素日雄壮。

狂疟温淫衄鼽血：凡疟热甚时，妄言狂乱，暴热头痛，乃为狂疟。因春之温淫而病发热，谓之温淫。阳明也，热上攻，出于肺窍而为鼽。暴热汗出，或错语者，乃阳明之衄鼽也。

唇干唇裂胃火盈：脾开窍于口，脾胃相表里，阳明胃脉又环唇，阳明气燥，故唇裂。

贲响腹胀食不下：胃阳明之脉，下络大肠，故经气不和，然动而行，所动急迫，故贲响而鸣。胃不化食，则腹胀而饮食亦不下。

大腹水肿热壅壅：胃气不行，则腹大，水气遏闭，而水肿，凡中宫有热，壅壅不通者，多胃气郁塞之病。

脐热气街满闷痛：阳明之脉，挟脐入气街中，阳明瘀热，则脐腹扪之偏热而痛。或气街中满闷热痛。

腿股伏兔痛难擎：大腿为股，股前之肉为伏兔。故阳明经气热，腿股与伏兔则发为肿痛。

骭骨外廉足跗上：胯下腿骨为骭骨，足面上为跗骨，皆足阳明经行之处，故该处肿痛，皆是足阳明经之病也。

气不足时虚乏生：胃气者，中气也。胃气不足，则中气虚，中气虚则身重乏懒。

身前寒栗清而冷：阳明经气行于身前，阳明虚寒，则身前寒栗，自觉清清冷冷，而不复也。

胃寒完谷兼腹鸣：胃寒则气松，松则动，动则鸣。寒凝则必疼，食不消则必完谷下泻，名曰飧泻。

热泻霍乱胃家湿：湿热停于胃，则热泻，暑日湿热壅积，以致上吐下泻，其来急迫，面赤发热，皆是胃病之症兆。

腹（原作"府"，据文义改。）**寒经热泻色微**：暑日贪凉饮冷，胃腹寒湿，则下泻，或兼腹胀腹鸣，或不饮食，周身暴热，或口渴不能多饮，水入则腹痛而泻。脉洪按之无力，不思饮食。所泻者，或带白沃，如鸡子清，或糟粕而兼水形。

诸病后生要详记，按病用药自回生。

足太阴脾经病歌

太阴脾病腹发胀：饮食入胃，下入小肠，输精气于场外，随脾气消散，入心者化血，入肺者化气。若脾或寒或湿，其气不升，遏于中宫，饮食之气不消，则腹满而胀。

腹痛泄泻是其状：太阴之气遏于中宫，无论是寒是热，则腹必痛。气不上升，而反下陷则下泻，此皆脾病之形状。脾主升发津液。如脾燥，津液枯竭，胃干涩而生枯燥之气，冲出咽则噫。脾主四肢，又主肌肉，如脾气不畅，则四肢懒乏，身体较重。

小便不利浑浊恙：脾气升则一身之津液通行，至肾滤出而为溺。如脾湿，其气不升，津液不转，则小便不利。如脾气下陷，则谷津亦随之下陷，复因三焦有热则浑浊不清。

黄疸水肿舌痛强：脾湿热则发黄，脾居土而制水，若脾虚不能制水为水肿。如脾经枯燥，则舌本或肿，或硬，或干，或痛，皆津液不能上朝之故。

口干唇肿涎唾漾：脾津不升，则口干。唇属脾，脾热则唇肿，脾气上升则甘露上朝，由舌下廉泉，与舌根上津核，外出而为口中津液。如脾湿热，则涎唾从口外漾。

心中胃脘闷痛满：脾气壅热于胃脘，则心下满闷而痛。

温温欲吐向上攻：如脾气壅热于胃脘，必觉热气温温而上撞，欲吐不吐之形状。

食不能下体难动：脾主四肢，四肢壅热而肿，则难摇动，脾有瘀热，则食不下。

痞积塞注或形学：痞则否也，天之气上下不交，始为之否卦。如人脾积以致上下不交，故谓之痞。痞积在胃下塞注坚硬者是也。

心下急痛濡泄溏：脾经枯燥，胃脘不得滋养，则心下急痛。如胃能消化，脾有湿热，则大便细腻而溏。如脾湿大肠燥结，则大便先硬后溏。如单脾湿则泻水，为之濡泄。

腰膝为肿难卧放：脾脉起于足，循踝后，由膝内上行。若踝后与膝内肿痛者，乃太阴湿热下淫之病。

脾病热症切莫忘。

手少阴心经病歌

少阴之病心中烦：少阴心属火，而受神明有心病则烦。

懊恼委屈（原作"危曲"，据文义改，下同）**再痴癫**：懊恼即心意忙乱，无可奈何之状。委屈，即自悲自恐欲死之状。痴者，知识不明之病。《经》云：重阳必狂，重阴必癫，皆为心病。心属火，再重之以火则为狂。重之以阴则不语，行为不正，或一往所记之事不差，但喜暗怕人，不语是为癫。

惊痫暴厥意不乐：惊者，因惊之抽搐；或因惊神气不安。痫者，抽搐偶然跌倒，不知人事，少时自醒，皆为心神之病。暴厥者，因事逼迫，心神忙乱，一时急促，心力不动，其人自觉气闷不通，一时而死，谓之暴厥。意不乐者，乃因心神被热昏蒙，自觉沉闷不乐。《经》云：心热病者，不乐数日，乃热是也。

狂妄自夸友不眠：狂妄乃是二病。狂者，强横显己之能；妄者，行为不正，以非为是，以是为非。不眠者，心神妄动则不眠，或因思虑，或因妄想。

狐疑忙乱哭笑病：狐疑者，心中妄猜，妄疑之病，恐人杀掳，偷盗一切之疑惑。忙乱者，心意无主之状，心主神，哭笑皆主心。

怔忡悸惕瘖不言：怔忡者，直上直下有气跳动，上通咽，下通脐，谓之怔忡。悸者，有所畏惧，而心神动也。惕者，心中畏惧，惕惕不安之状也。瘖者，心神昏闭，而不言语，如哑瘟之证是也。

口渴咳嗽生燥汗：心属火，心火之邪烧肺，则口渴。心火克肺，则咳嗽。汗为心之液，若因惊，因烦，而汗出者，皆心中之燥汗也。

心热疼痛吐血残：瘀血停而不行者，则心热。火旺不疏者，则心亦热。心因火热不疏，多主暴痛。心主神，如心神妄费，跳动之力不匀，发放血液机关不准，以致血瘀，上攻必致吐血。凡血大吐，初不咳嗽者，多属心病吐血。

女子倒经及经闭：心主任脉，任脉之血不能下行，反致上攻而倒经。心主化血，因惊或思虑而不化，则不能下通，故主经闭。

目赤舌肿咽中干：心属火，血分火郁于经者，则目赤。舌为心之苗，心经热，则舌肿。心脉挟咽，心火枯竭，故咽中干。

三消郁闷善忘者：饮水过多，小便少者，为上消。食多异常，大便少者，为中消。饮水少，小便多者，为下消。三消之病，皆主于君相火旺。郁闷者，心有郁闷不疏之病。善忘者，神不安，记性不牢之病。

掌热痛厥在后廉：心脉通掌中，心经之火外益，则掌中热。心经主掌外廉，心热暴痛，指反凉者，谓之厥，此皆心经之病也。

目黄胸胁臑臂痛：人白眼为金轮，火炼金轮，则目必黄。心在胸中下通于肋，其经走臑臂，故心之经气有热则臑痛。

疮疡痛痒赤游丹：《经》云：诸疮痛痒皆属于心，火赤游丹者，乃皮肤赤烂旁润不止，名之赤游丹毒，此皆心火之病也。

心积伏梁痛在下：心积，名曰伏梁，皆因惊怖得之。心与小肠相表里，心

神因惊与小肠之气不能通会，积于腹中，横塞不通，名曰伏梁。（注：伏梁者，心积也，起于脐上，大如臂）

此是心经病证痊。

手太阳小肠经病歌

手之太阳小肠经：手太阳为小肠之经，小肠为太阳之府。

是为丙火性最热：小肠属丙火，为心丁火之表。其性最热，其经起于小指，由肩臂外后廉上出于头，复下入缺盆，络心，循咽下膈，抵胃下络小肠。

火动心烦并热痛：丙火性动则热气上冲，以致丁火不安，则必烦热而痛。若心中懊恼，腹热病痛者，乃小肠之痛也。

颧赤发热汗外泄：太阳之脉，斜络于颧，故其火动则颧赤。丙火外发，则发热汗出，只头胸有汗，别处无汗。

耳鸣嗌痛并颔肿：太阳之脉入耳中，略嗌，过颔，故其火动，则耳鸣，嗌痛，颔肿也。

缺盆颈颊痛一切：肩前深陷处为缺盆，项旁为颈，耳下开口动处为颊，此一切皆是太阳循行之路。

颔肿不可以回顾：颔痛转动之机关不灵，动则更痛，所以不能回顾也。或痛而硬，亦不能回顾。

肩痛似拔臑似折：其脉循臑外后廉，出肩解绕肩胛，交肩上。丙火之性最烈，其气上冲则疼痛过甚，所以似拔如折也。

耳聋目黄与目痛：太阳之脉入耳中，至目内眦与外眦，故其火动则耳聋。火烁金轮，则目黄。或火冲血瘀，则目赤痛。

肘臂后廉痛如裂：其经所循之路，疼痛过甚，有如痛裂之状。

腹中烧痛小肠炎：如丙火瘀于小肠，则小肠炎热如火烧之痛。

噎豆吐食肠枯竭：若小肠津液枯干，其燥气由胃上溢出咽之声而为噎豆。或小肠枯竭，食难下行，瘀久必致上吐。或能食不化，作吐者，亦小肠之一病。

周身枯瘦燥热烦：周身全体燥热觉烦，再兼枯瘦者，多是小肠干枯之病。

若兼腹痛丙火烈：周身枯瘦烦燥者，病多不可专为丙火之病。若兼腹痛颧赤等，方是丙火过裂。

痧胀鼓胀丙火瘀：如酷暑感受山岚瘴气之毒，如丙火之气瘀结不通，其腹痛胀大，挎之有红痧外出名曰痧胀。如素日将气，气火与丙火瘀滞不通，肠中之气增多，渐鼓渐大，名曰鼓胀，敲之有声空空者是也。

肠鸣粪白丙火灭：人小肠之气动则肠鸣，凡腹痛粪色淡黄者，多是小肠之火不足。

疝气攻鼓腹下痛：小肠之气鼓出，则腹痛而为疝，其症下通肾囊如出泡之状。

定知小腹气外噎：疝气按之有气者，乃是小肠之疝气。如肿硬者，或如水者，皆非小肠之疝气。

痢疾赤溏细腻形：凡痢疾，粪色赤溏细腻，而无里急后重之苦者，定是小肠之病。

断在小肠是秘诀。后生熟读记心中，临证自然能分别。（此行为诗句）

足太阳膀胱经病歌

足之太阳膀胱经：膀胱属壬水，为足太阳之府，太阳为膀胱之经气，或经病、或府病，自然不同。

由上下降病反冲：太阳之脉起于目内眦，从额交巅入络脑，从肩下行，至足小指。如其病而不降而反上冲，则有头项强痛等病。

恶寒体痛项背强：足太阳壬水其性寒，手太阳丙火其性热，二太阳合化，不寒不热，居表头层。太阳总以寒水主令，如无病之时，按之皮肤凉爽，而不恶寒。如寒性动，无论寒病、热病，而当恶寒。寒邪外束，表气不流利，则体痛，太阳之脉循项背，其寒水性动，故项背强。

头侧脑后跳痛凶：太阳之脉，由头侧至脑后，其经气性动，则跳痛，其痛凶暴者是也。

伤寒中风太阳病：伤寒者，热气发动汗气外出，外伤于寒，寒水过固，表气闭束，热气冲遏，汗气不得外泄，故恶寒发热，无汗，头项强痛，而脉紧。脉紧者，即伤寒也。中风者，风邪深中，风性主开，发热汗出，营卫皆虚，风性缓散，故脉缓。

感冒风火湿热情：感冒头微痛，身微恶寒，鼻流清涕，不咳嗽者，乃是太阳感冒。或感风邪，或感夏日之火邪，或感长夏之湿热，只是皮肤扪之痛也，乃是太阳之病。

背后寒栗或冷麻：常人觉背后寒栗或麻冷者，皆太阳寒水之虚动。

目似脱兮朝外攻：伤寒寒水性动，其气上冲，其目似脱，势如攻鼓之状。

项如拔兮踝似折：伤寒寒水性动，其气上冲，则项如上拔，两踝如折。

腿如裂兮踹如崩：两腿其痛如裂，脚后根骨为踹，故踹痛如崩也。

头囟项痛刚柔痉：足太阳之脉上巅过囟门，交巅复又下行，故其性动头囟项痛。壬水散于周身而滋养筋膜，如壬水精气枯燥，则筋膜干硬，肢体不能动转，则为刚痉。如壬水之劲湿热，筋膜柔软，汗出肢体不能动转者，谓之柔痉。

水火不和并结胸：太阳寒水之气，出入于心胸，如胸中水火不和，结滞不通而病结胸也。

痔疟狂痫目黄证：湿热陷于肛门，瘀结而为痔。阴阳在表不和而为疟，太阳之气冲摇，以致心火之气上冲，而病狂。太阳与少阴之灵气，一时崩断而为痫，如湿热上壅而目黄。

泪出衄衄一切情：《内经·灵枢经筋》（原作《内经》筋经，考为《内经·灵枢经筋篇》，故改之）云：太阳为目之上纲，纲者约束于目也。如目之上纲不能约束则泪出。太阳之气上冲，血亦随之冲者，出于鼻窍而衄衄。

水肿白浊及癃闭：太阳壬水居表头层，若水邪不化必病水肿，膀胱湿热，则小便白浊。癃闭者，膀胱之气闭而小便不通。

溺血五淋痛玉茎：精耗水亏则膀胱枯燥，血络崩破而溺血。五淋者，膏淋、砂（原作"沙"字，径改）淋、血淋、石淋、气淋。溺管下通玉茎。若溺管枯燥，则溺时玉茎作痛。

溺无知觉并余沥：溺无知觉，溺出不尽，溺后有余溺者，谓之余沥，皆膀胱病。

淋浊形如鸡子清：小便混浊，次日澄清，稠黏形如鸡子清，痛而少者，名曰膏淋，不痛者名曰尿浊。

膀胱胀时腹烧痛：腹下烧痛不敢按，按之痛，小便淋涩，便时更痛，浊如血水，或者澄清者，乃是胯股皮肿。

膀胱虚寒溺色清：久病冷冷清清，凝中凉痛，溺色清而频数，无病舌者是也。以上太阳膀胱病，后生熟记鉴分明。

足少阴肾经病歌

少阴肾经与肾病：肾为少阴之脏，少阴为肾之经气，经病脏病自有分别，可当知之。

津亏阳痿阳强硬：肾属水，水亏火必旺，火旺则枯瘦而阳病。肾主水，水生精，水满精盈，元阳之气必足。玉茎不起，谓之阳痿，阳痿有精衰不能藏阳者，有心火不能交肾者。恣火常动于肾，则阳强，阳强则玉茎挺硬而不倒。

喘咳寝汗与憎气：肾虚不能纳气则作喘，水亏肺燥则咳嗽。人之阳气，昼则外出行于阳，夜则内入行于阴。如寝时阳入于阴，阴虚易动则汗出，阳亏水少，格阳不出，故憎气。

滑精淡冷腹寒痛：恣火疏泄，精液不固，无梦精流，而为滑精。肾气虚寒，精神冷而脐下常似空痛，乃虚寒痛也。

清厥不乐与好眠：周身寒栗，清清冷冷，谓之清厥。精主精灵，如精气下陷，神不守精则不灵，不灵则情绪不乐。肾生精，精生髓，精髓上聚而为脑，脑为神明之所，如精热脑迷，则昏乱好眠。

欲寝昏聩舌本硬：精不升则身重，身重则欲寝。脑髓热则昏聩不灵。肾脉上挟舌本，故病火邪舌本干枯，动转不灵而硬。

瘖哑善恐腰脊痛：肾脉由肺分支上通耳喉。肾之精华主人灵巧，若通耳喉之脉闭塞，耳聋喉必哑。肾主志，精气上升，则志气健壮，而勇敢。精却不升，则善恐。少阳之脉，挟脊其有瘀热火邪则脊痛。腰为肾之府，如精髓亏少则腰痛。

厥逆恶寒蹐卧证：肾属于水，其性寒，如水满精盈，则阳气下蛰。阳蛰则水变为温暖，而常升。如精寒水冷，阳气上逆，足凉而上热谓之厥逆。肾寒则一身寒栗，而恶寒。肾寒则两腿蹐卧而不欲伸。

解㑊头沉与头迷：不痛不痒一身松懈者，谓之解㑊。精陷脑髓空虚，则头眩。精热则脑髓昏荡，则头迷。

足下火热痿躄病：少阴经起于足心涌泉穴，故少阴有火则足心热。水亏精少骨髓干枯，则痿躄。

躁搅不安高骨折：心中烦，肾主躁，躁者无可奈何，起卧不安之状。高骨者腰之高骨。如精热力少，骨软不能支持上身，则高骨支出，必致腰向前弯而似折。

（按：高骨：由范欧阳命名，为今强直性脊柱炎，是肾精亏所致）

奔豚骨软身体重：奔豚者，即腹下暴痛阵阵上冲，如豚惊奔跑之状。肾主精，精生骨髓，髓热则骨软，骨软则身重，则不上升而身亦重也。

饥不欲食心虚跳：精虚不能上奉，神无精充，则若饥状，虽饥并非胃中空虚，故不欲食。心虚则神气不安，故必跳动。

惕惕如人捕之动：惕惕者，心有畏惧，数数跳动，如人来捕之状。

耳聋善忘心如悬：肾主精，开窍于耳。精足脑髓健壮，肾窍必聪。脑主记性，脑髓虚，则记性不牢，而善忘。精虚不能上奉，则心神高悬，如懔之状也。

盲盲不见诸病共：肾虚昏热则精不明，精不明则目盲，而不能见。此皆肾经之病主死。

面如漆材咳脱血：肾病则面黑，精枯，不能上奉，则面黑干亮而如漆材。如精亏水少不能养金，则肺燥而咯血，或下厥上竭，则血大吐而为脱血。

喝喝而喘目干硬：肾热上蒸，则喝喝而喘。目之瞳神属肾，如肾水亏少，目不痛，而觉干眼皮觉硬。

口热舌干肿咽喉：肾主骨，牙为骨之余，故肾气热，则口热。肾水不足，不能上朝，则舌干。肾脉挟咽喉，故肾脉热上冲，则咽喉肿痛。

少阴肾病记心头。

手厥阴心包络经病歌

厥阴心包与心同：心为君主之官，神明出焉。心包为臣使之官，喜乐出焉。君代君行事，故心包与心之病大同小异也。

稍有差异莫朦胧：但其所行之经，与心不同，稍有差异，学者细分而莫朦胧也。

烧心窒塞吐血病：心包火冲，则烧心窒塞不通。心包之火上逆，则血亦上攻而吐血。

神乱谵语暴昏蒙：心包之气遏冲，或因毒火候神气不清，则昏愦谵语，不识人。

消渴闹心并喜笑：厥阴之气谓之相火，相火上冲，则消渴。神气不清则闹心。神气外溢故喜笑。

心中痛热朝上攻：心包相火不降，而反上冲，则心中热痛，觉有热气上冲也。

精神恍惚闷不乐：心包者主喜乐，如心包火动则觉精神恍惚，闷闷不乐。

忽哭忽笑无定宗：火旺则哭笑无常。

心中怔怔大跳动：心包之经气缓散不安，则自觉怔怔跳动。

困傻昏呆并怔忡：心包气清，则神明清爽，心包有热，则多欲眠睡。若素日心包之气昏蒙，则神明不清，而为傻。精神不清，而为昏。神气不灵，而为呆。直上直下有气跳动，上通喉下通脐，名曰怔忡。

将冥面赤兼目黄：心包之气不降，心火不蛰，神无精培，则不眠睡，故谓之将冥。相火上冲则面赤，火炼金轮，则目黄。

小儿瘟疹女倒经：小儿瘟疹多心包相火太旺，外发而出。女子心包之气不降，则任脉之气不能下行，按月吐血谓之倒经。

心中拘紧肘臂挛：心包经循肘臂，如心包相火瘀于肘臂，则痛肿而挛急。

腋肿掌热皆一同：厥阴之经，过腋下至掌中，如有瘀火，故腋肿而掌热。

是为厥阴心包病，按证用药必成功。

手少阳三焦经病歌

手经少阳府三焦：手之少阳者，乃三焦之经气。三焦为少阳之府。

相火之阳热气高：三焦与心包相表里，三焦为相火之阳，心包为相火之阴，心包由上而下降，三焦由下而上蒸。

是病嗌肿并干呕：三焦之脉通于嗌，如火逆于嗌，则嗌肿，三焦之脉挟咽，三焦之火逆动咽则干呕。

发热汗出反三消：三焦之气自下上蒸，自内外散，如相火过散出于表者，则发热汗出。如饮食无度，多于常人。而小便少者，为上消。食过多而大便少者，为中消。饮水少而小便多，或饮水多，小便多皆为下消。乃三焦病也。

食臭不食恶油气：三焦胆汁各有消化谷物之能，如三焦病失其良能，不能消化，反恶食气之味，谓之食臭。或素日不恶食臭，形容如常，别无痛苦，但不能食，或恶油，亦多三焦之病。

夏日枯瘦此经标：手少阳三焦之气为相火，火旺则枯燥而消瘦。所以枯夏为此经病之标准。

心下热痛缺盆肿：三焦之经气从膻中出缺盆，膻中即心包，如三焦之气壅热于膻中，则心下热痛，壅热于缺盆则缺盆肿痛。

锐眦赤痛少阳熇：三焦之脉至目锐眦而终，若目锐眦赤痛者，则少阳之火过热，谓之熇。

便赤浑浊或血水：如三焦相火过旺，烧炼水气枯少而现小便短赤。如三焦湿热则小便浑浊。血分细络烧坏，入于膀胱则溺血水。

溺味觉甜如油膏：三焦相火枯槁，溺味必甜。其形必有油膏之状。

腹满不痛油膜鼓：如三焦气燥，则腹中烧痛。此证秋日时灾多有，易生干热，耳聋。轻则腹满，重则高鼓，是证危险，多有死者。

若见痛时相火烧：三焦与厥阴心包虽然同主相火，乃三焦为相火之阳，而主气分之热。心包为相火之阴，而主血分之火。如三焦气热而相火亦旺，则腹满而疼痛，或肠中有血。

少腹生痈必肿痛：少腹在脐下两旁，先有一块暴痛，后见肿胀，肿胀时跳痛，乃是生痈，欲变壅脓。

水声肠鸣有水饮：如腹中有水声，行动肠鸣，乃是肠有水饮。

三焦病寒便清白：三焦病寒证主小便清，大便泻，其色淡黄清白。

腹痛清冷脐贴腰：三焦病寒，则腹中全痛，一身清冷，前脐凹陷而贴后腰。

小便赤短利而少：如小便不利者，多是湿热。如小便赤而不利者，多是湿热兼火。如小便赤涩利而溺少者，皆是少阳之火过甚。

津甜消瘦气煎熬：如口出津液味甜，乃是三焦之气上出于口。如周身枯燥烦热，渐渐而瘦者，乃因三焦相火煎熬之故。

水泻热泻暴注下：凡夏日之水泻，所泻者尽水，乃三焦之湿热。而热泻兼粪暴注者，乃是急迫所泻，远射而急者是也。

鼓胀多是相火过：凡因气火过旺，以致相火不通，久之则为鼓胀。

耳前耳后颊肿痛：三焦之脉由颊车至耳后，出走耳前，故三焦火逆于上，则耳后颊车肿痛。

鼓胀多是相火过：凡因气火过旺，以致相火不通，久之则为鼓胀。

头侧跳痛无别眚：少阳之经上通头侧，故病则头侧跳动。

浑浑焞焞耳聋病：少阳为相火之气，相火上摇，则耳中不清，自觉浑浑焞焞，动荡不安，而耳聋。

肩臑肘臂痛难熬：肩臑肘臂，皆三焦经脉所过之处，故三焦之火逆于上，则肩臑肘臂疼痛。

后生熟记莫颠倒，按证用药病难逃。

足少阳胆经病歌

胆经甲木为少阳：胆为甲木，为足少阳之府，其性寒。其经起于头，由耳后下行，循肋里，绕毛际，至于足小指次指之间。

头晕目眩耳聋证：少阳与厥阴相表里，厥阴之气为风，少阳之气为火，风火上旋则头晕，目眩耳聋之症出焉。

口苦咽干胸烦满：胆味苦，少阳上逆，则胆气上逆，故口苦。少阳之火熏咽，则咽干。胸中为心之宫城，少阳气逆搅扰心宫不清，则烦满也。

不能转侧胁刺痛：少阳之气行于身之两侧，而至胸胁，病侧默默喜静而恶动，动则胁刺痛，故云不能转侧。

食臭不食善太息：人之饮食在胃，溶解而后入小肠之时，必得胆汁消化，糟粕始分。如胆病不能消化，故臭食味则恶，而不食。人之呼吸必使两肋扇动，气外呼，鼓动少阳之气更逆，故深吸而不欲呼，谓之太息。

惊痫废眠经闭共：肝藏魂，与胆为表里。如因惊胆气暴动，魂气不安，则病抽搐，或为痫。魂动，神气亦动则废眠。肝司目血，胆逆魂惊则回血失职，回血失职则冲脉不通，冲脉不通则经闭。

畏惧胆怯魂不安：多畏多惧失于常度，凡事退却不敢进前。如魂不安之诸证，皆胆气虚损之病。

汗出疟疾朝辰重：少阳为诸阳之根，长于肾水。少阳下之经气绝，则阳气上飞，而朝汗出。少阳之气主春，如春日风邪遏于穴俞，则发风疟。而风疟恶风、头痛、口苦、咽干者是也。

腹痛头痛无膏泽： 少阳经行腹之两侧，如气逆则腹痛。少阳上经之气逆，则头侧作痛。少阳主胆，胆汁滋润，其性苦寒，与三焦相火合化，相火方不过热过枯。如胆火上动，三焦之火亦动，则面色枯败，而无膏泽。

寒热往来苦水湧： 足少阳胆甲木，手少三焦相火，甲木性寒，相火性热，二则合化，则寒热往来。如时证久病吐苦水湧者，皆胆汁上逆也。

胆寒大便色必青： 胆汁色绿，胆寒者胆汁下陷，大便之色必青而腹痛。

恐惧畏寒腹下痛： 胆寒恐惧退却。朝辰畏冷，腹下胁前疼痛。

目赤缺盆肿兼痛： 少阳胆经起于目锐眦，下入缺盆，如少阳火动，则缺盆肿痛。

目前耳后重无另： 少阳之脉从耳后入耳中，出走耳前，故其火动耳前后肿痛，不必另求。

颌下颈旁并颊车： 颧下为颌，少阳之脉由颌下颊车。颊车牙关开合之处，即俗名下巴车是也。

马刀挟瘿瘰疬众： 少阳之气，拘结项旁，长者为马刀，硬而高者为挟瘿，堆叠一处者，为瘰疬。此众多之病，皆属于少阳也。

绝骨诸节肿而痛： 腿骨下与足交接之骨，谓之绝骨。少阳之脉抵绝骨之端，若厥骨外痛肿者，乃是少阳之气逆也，肝主筋，筋护骨节，少阳胆与肝相表里，胆火动，则骨节亦能肿痛。

皆治少阳无二用： 以上之病，皆是少阳之证。治法用药不必另求别经。

足厥阴肝经病歌

厥阴肝经病抽搐： 肝属木，其气风，风动则病抽搐。抽者内抽，搐者外纵，即一推一拉之形。

惊痫瘛疭肝气由： 因惊而抽，或因惊而神气不安，皆谓之惊。猝然昏倒，抽搐，口吐涎沫，醒后如常人谓之痫。瘛疭亦抽搐之类，皆主肝病。

冲闷将怒心虚跳： 木气升发调达，则神清气爽。如气冲不升，则冲闷不疏，肝志怒。如拂其志，则肝气动而多怒，肝虚气少不能上升，则心中虚跳。

头目晕眩巅痛究：肝开窍于目，其经上至于巅，如火上摇，则头目晕眩而巅顶痛。肝开窍于目，故目无所见，谓之青盲，为肝病。

喉痹吐衄厥阴求：肝经循喉咙，肝火上冲则病喉痹。肝司冲脉，肝火上冲，而上逆出于口，则为吐血。出于鼻，则为衄血。《经》云：善病鼻衄，乃肝木之气上冲故也。

颊酸嗌干面色脱：肝之味酸，其脉由颊循咽。如肝气动则觉酸气循颊，如有火则嗌干。肝生则血气上升，面色粉润。肝气陷，则面色脱，而有灰尘也。

胸满舌卷囊缩收：肝脉由胸循肋，肝气冲，则胸膈满，搅扰心火不安而必烦。肝火上举，则舌卷。肝脉挟阴器，其木上冲则肾囊㖞也。

腰痛不能稍俛仰：肝木为肾水之子，木气逆于水府，故腰痛过甚，不能俛仰也。肝寒腰痛，两胁清冷，面色清白，小便色清。

胁下少腹痛难休：肝脉由胁下过小腹，故主胁下腹痛难休也。

女子小腹阴户肿：女子小腹热肿，阴户热肿，皆因厥阴之火盛故也。

丈夫㿉疝横玄田：肝气陷于睾丸，则肾肿大，按之软者，为㿉疝。肝脉由少腹两旁下行，毛际外有硬核，乃因肝经毒火所结，名曰横玄。

肢节酸痛及肥气：肝生筋，筋护骨节，若骨节酸痛，乃肝经冲气外溢也。肝积，名曰肥气。在左胁下，如覆杯有足头。

崩漏经闭依此求：肝主春升之气，故掌子宫生化之令，而司经血之权。肝气冲，则冲脉不通而经闭。肝气陷，则冲脉之血下陷，轻者经血不断，谓之漏，重者血大下谓之崩。

左颊独赤小便黄：《经》云：肝热病者，左颊先赤，又云：小便黄。

目痛昏花云翳浮：肝开窍于目，如肝火上冲，则目痛。瞳神被风火搅扰，则昏花，或为云翳也。

厥逆发作红痢疾：厥阴病，四肢厥逆而心中烦热。《经》云：厥深热亦深者是也。肝木横逆小肠，而作红痢。四肢厥逆是也。

肾子肿大及瘿瘤：凡肾子硬肿发热，乃因肝火冲陷，肝脉由颈上至巅顶，肝主筋，若肝火冲于颈旁，筋急结积，形容高大，为瘿。颈旁有血络底细色红者，为瘤。

　　周身酸软胸中闷：肝合筋，筋布于周身，肝实则筋健，肝弱则筋软。肝虚则周身酸软，胸中冲闷。

　　手指节粗硬而勾：肝生筋，筋护支节，如手指节粗硬者，乃肝病也。

　　以上厥阴肝经病，知之治法必不愁。

《灵兰真传》卷二

手太阴肺经病

咳嗽痰喘为肺之本病，其种类最多，另立分门（论于咳嗽中）。今将其他手太阴肺病症状治法列于后：

主症：呼吸不利，膨闷心烦，脉浮数者，后方主之。

糖瓜蒌五钱　枳壳二钱　黄芩三钱　厚朴二钱　杏仁二钱　甘草二钱

主症：膨闷呼吸不利，脉缓无烦热者，后方主之。

前胡二钱　陈皮三钱　茯苓三钱　厚朴二钱　苍术三钱　甘草二钱

主症：呼吸气短，久有咳嗽，肺痈肺痿者主死。如只气短，呼吸艰难者，后方主之。

马兜铃三钱　百部三钱　桔梗三钱　麻黄一钱　甘草二钱

主症：胸膈阻塞呼吸不通，百治不效，此为胸痹，后方主之。

石斛三钱　枳壳三钱　杏仁三钱　陈皮三钱　紫朴二钱　甘草二钱

主症：心中烦热，右乳房窒塞疼痛，此乃肺叶积有瘀血，与化瘀之法，后方主之。

南红花三钱　三七二钱　栀子二钱　桃仁二钱　郁金二钱　甘草二钱

主症：右乳旁鼓硬，气息不利，此乃肺之经气瘀积，后方主之。

桔梗三钱　枳壳二钱　陈皮三钱　腹皮三钱　木香二钱　甘草二钱

主症：痰中咯血，心烦脉数者，后方主之。

南红花三钱　桔梗三钱　花粉三钱　桃仁二钱　寸冬三钱　黄芩三钱　甘草二钱

又方：茅根两　郁金二钱　三七二钱　黄芩三钱　小蓟三钱　川贝三钱　甘草二钱

主症：鼻头赤红，名酒渣鼻，此乃鼻部有瘀血之故。后方主之。

南红花三钱　桔梗三钱　黄芩三钱　山枝二钱　桃仁二钱　甘草二钱

多服始愈。

主症：春日鼻衄，气热而喘，脉浮滑者，后方主之。

生白芍三钱　黄芩三钱　桃仁二钱　牛蒡子三钱　桔梗三钱　花粉三钱　糖瓜蒌五钱　柴胡根三钱　甘草三钱

主症：夏日鼻衄不止，气热扪之气口，脉浮而热者，后方主之。

川连二钱　花粉三钱　桃仁二钱　牛蒡子三钱　瓜蒌三钱　甘草二钱

主症：秋日鼻衄发热，扪之气口灼热，脉浮气短者，后方主之。

瓜蒌五钱　花粉三钱　桃仁二钱　广角一钱　牛蒡子三钱　甘草二钱

主症：鼻衄之症，其因太多，有营阳过旺上冲之鼻衄；有春阳上冲之鼻衄；有肝火上冲之鼻衄；有心火冲肺之鼻衄，有胃热上冲之鼻衄；有肾热上冲之鼻衄；此皆不关系于肺者，兹不必言。

主症：口渴心烦，呼吸气短，皮肤生热，大便虽不燥结，总是较干，脉浮数者，后方主之。

花粉三钱　寸冬三钱　黄芩三钱　栀子三钱　牛蒡子三钱　桔梗三钱　知母三钱　甘草二钱

主症：心中烦热，呼吸气臭，后方主之。

甘菊二钱　黄芩三钱　南红花三钱　双花五钱　花粉二钱　牛蒡子三钱　甘草二钱

主症：胸部烦闷，咳嗽吐涎沫，脉数者，后方主之。

黄芩三钱　寸冬三钱　知母三钱　茅根二钱　元参三钱　牛蒡子三钱　桔梗三钱　甘草二钱

主症：胸部烦闷，发热气喘，脉洪大，吐涎沫者，后方主之。

花粉三钱　牛蒡子三钱　双花三钱　黄芩三钱　糖瓜蒌（原作"糖赤"，考无此药，疑似笔误，据方义及主症应为瓜蒌，也合乎高氏用药习惯）五钱　桔梗三钱　茅根二钱　甘草二钱

主症：久有哮喘病根，忽发忽愈，发时呼吸作哮喘之声，后方主之。

白芥子三钱　苏子三钱　白果三钱　百部三钱　麻黄两　桔梗二钱　黄芩三钱　甘草二钱（原缺二钱，后补）

又方：枇杷叶三钱　杏仁二钱　苏子三钱　桔梗二钱　百部二钱　桔红三钱　甘草二钱

肺痿肺痈部

肺痿者，肺失竖刚之力。自己痿败，久之朽坏吐浊痰，如烂肉血水。若兼气短甚者主死。肺痈者，肺有热邪壅瘀发肿，久之成脓（原作"浓"后改）。脓在肺部浅破时，可以外吐者，治之可愈，如不能外吐者主死。肺痈肺痿治法稍异，不过肺痿，以甘寒清凉补益为本，然亦有少数虚寒者。肺痈以消热活瘀为本，今将二症治法，分列于后。

主症：胸闷气短烦热，胸旁窒塞者，或微痛者，稍兼咳嗽，吐痰腥秽，脉沉数者，此乃肺痿初起，后方主之。

牛蒡子三钱　寸冬三钱　元参五钱　川贝三钱　黄芩三钱　花粉三钱　甘草二钱
白银镯三两

主症：肺痿烦热，两腿无力，微弱疼痛，脉沉无力而数者，后方主之。

生双皮两　沙参五钱　天冬三钱　桔梗三钱　生牛蒡子三钱　甘草二钱

主症：肺痿咳嗽，吐浊痰，痰稀不稠，味有浊秽之气者，后方主之。

金银花五钱　菊花三钱　寸冬三钱　生双皮二钱　生牛蒡子三钱　桔梗三钱　甘草三钱

主症：肺痿气短，无力卧床，吐痰如烂肉者，或血水者主死，今列方于后，服药有效者，可以回生。

肺痈部

主症：周身发热咳嗽，胸旁疼痛如刺，呼吸气喘或疹后，或病后，或偶然发生，恐或肺痈者，后方主之。

南红花三钱　花粉三钱　黄芩三钱　桃仁二钱　茅根两　连翘三钱　桔梗三钱
生牛蒡子三钱　甘草三钱

主症：胸部疼痛，出气腥秽，脉洪大有力，咳嗽胸旁刺痛者，后方主之。

南红花三钱　桃仁三钱　花粉三钱　瓜蒌五钱　黄芩三钱　生牛蒡子三钱
连翘三钱　甘草二钱

主症：肺痈已破，吐脓血烂肉，味臭气秽，精神如故，气稍短者易治，气短昏聩者必死，方列如后。

南红花三钱　桃仁三钱　松花粉五钱　犀牛角一钱　茅根二两　百部三钱　寸冬三钱　甘草二钱

主症：肺痈，吐脓血，臭秽已止，浊痰亦少，后方主之。

鲜枇杷叶三钱　松花粉三钱　生牛蒡子三钱　寸冬五钱　白及三钱　白蔹三钱　花粉三钱　甘草二钱

此方治吐血，吐脓之后，多服散剂，始可痊愈。

主症：肺痈初起，右乳上部呼吸作痛，发热，恐或肺痈，后方主之。

生牛蒡子叶用东西两大叶　金银花二两　连翘三钱　桔梗五钱　甘草二钱

煎汤服之，有效者，再服，服至疾去乃止。

主症：肺痈已成，不能消散，用后方主之。痈脓破时，气不短者可治，气短甚者必死。用茅针一岁一个，无茅针用叶针亦可。（茅针，即茅草未出，穗之卷心，其尖如针者是也）煎水饮之，或送犀黄丸更动。服后吐脓，神气清爽，气不短者，后方主之。

茅根二两　双花二钱　黄芪五钱　连翘三钱　花粉三钱　生牛蒡子二钱无用子　甘草二钱

主症：如常人无病，气息臭者，后方主之。

双花五钱　花粉三钱　甘菊三钱　红花三钱　黄芩三钱　甘草二钱

主症：如常人，意有烟熏之气者，后方主之。

南红花三钱　生牛蒡子三钱　知母四钱　双花四钱　黄芩三钱　甘草三钱

主症：如常人，出气辛辣者，后方主之。

瓜蒌五钱　生白芍三钱　川连二钱　黄芩三钱　寸冬三钱　生地五钱　甘草三钱

主症：喘息气高，胸塞烦热者，后方主之。

糖瓜蒌五钱　枳壳二钱　生石膏二钱　厚朴二钱　杏仁二钱　黄芩三钱　甘草二钱

主症：年至五十余岁者，只是肩臂作痛，后方主之。

桑枝两　寸冬三钱　生白芍三钱　玉竹三钱　生地四钱　桔梗三钱　甘草二钱

又方：清风藤二钱　防己三钱　五加皮二钱　灵仙二钱　桑枝二两　甘草二钱

主症：如虚人表虚自汗，恶寒恶风者，后方主之。

麻黄根三钱　桑枝三钱　黄芪三钱　桂枝三钱　沙参三钱　甘草二钱

主症：气息微微，喘息无力面白，清冷无热者，后方主之。

人参三钱　白术二钱　茯苓三钱　黄芪三钱　甘草二钱

主症：喘息微微不足烦热者，后方主之。

真洋参三钱　寸冬三钱　白术二钱　茯苓三钱　元参三钱　炙甘草二钱

主症：身无别病，稍有咳嗽，或便溺色赤，小便频数，口渴者，后方主之。

花粉三钱　知母三钱　黄芩三钱　生牛蒡子三钱　桔梗三钱　甘草二钱

主症：感冒鼻流清涕者，只依照感冒治之。如常人并无感冒，鼻流清涕者，有肺寒肺热之分。如素日无热，鼻流清涕者，乃是肺寒。如心烦发热者，乃是肺热。肺寒后方主治之。

苍耳子二钱　麻黄二钱　辛夷二钱　桂枝二钱　川芎二钱　甘草二钱

主症：鼻流清涕，肺热者，后方主之。

黄芩三钱　桔梗三钱　辛夷一钱　甘菊二钱　连翘三钱　甘草二钱

主症：鼻中常流浊涕，经年累月不断，或有秽气之味者，名曰鼻渊。

苍耳子三钱　辛夷二钱　藁本二钱　甘菊二钱　黄芩三钱　双花二钱　甘草二钱

主症：如久病，皮毛焦者，乃是病重主死，宜治本病为主，而无专方。如皮肤干燥，揭皱、身无别病者，乃有专方。如身有别病，宜治别病为主，如但皮肤干燥揭皱者，后方主之。

榆白皮两　红花三钱　蒺藜三钱　生双皮一两　丹皮三钱　桔梗三钱　甘草二钱

主症：痒痒揭皱，或在一处，或在遍身，后方主之。

蒺藜三钱　薜皮三钱　百部三钱　黄芪五钱　大枫子三钱　槐实两　大黄三钱　甘草二钱

又方：用绵起膏，贴患处，七日必愈。

又方：黄典汞五钱　凡士林五钱，调匀搽之，久则自愈。

又方：黑油二两　蓖麻子五钱，大枫子五钱，桃仁三钱，核桃五钱

共煎至焦黑去渣，下黄典汞五钱，水银二钱，共研以水银，无星为度，搽患处，并治各种风癣、风痒疮疥皆效。

手阳明经大肠病

主症：病者，皮肤强硬，枯燥而润色，脉浮无力，身无热者，后方主之。

桂枝三钱　知母三钱　槐角五钱　桔梗三钱　甘草二钱

服后啜热稀粥一碗，令其出汗则愈。

主症：皮肤枯燥强硬，肌肉烦热，脉散，无论有力无力者，后方主之。

元明粉二钱　生双皮五钱　葛根五钱　知母三钱　槐角三钱　花粉三钱　甘草二钱

主症：非时症外感，只是周身紧麻，脉浮数，皮肤不热者，后方主之。

桔梗三钱　桑枝五钱　麻黄二钱　知母三钱　生石膏三钱　甘草二钱

主症：前症悉俱，皮肤烦热，脉燥者，后方主之。

元明粉三钱　桑叶三钱　葛根三钱　槐枝五钱　黄芩三钱　花粉三钱　甘草二钱

主症：麻冷，与恶寒不同，恶寒者，有寒则恶，无寒不恶。麻冷者，虽在湿被暖室之中，亦不能止，然温病火自内发，皆觉发热麻冷也。阳明之麻冷，身体觉虚，素常麻冷，津液干枯，大便燥结者是也，后方主之。

知母三钱　麻黄二钱　黄芪五钱　槐枝五钱　桔梗三钱　甘草二钱

主症：久病口干，消瘦皮皴，揭皴瘙痒者，后方主之。

桑白皮一两　榆白皮一两　白鲜皮三钱　百部三钱　蛇蜕五钱　甘草二钱

又方：大枫子仁三钱　蓖麻子三钱　桃仁三钱　核头仁三钱　木鳖子仁三钱

此名为五仁膏，将五仁炒烂，加潮脑二钱，水银三钱，共研，以水银不见为度，每日常搽皮肤。

又方：硫黄三钱　松香三钱　黄典汞三钱　水银二钱　凡士林一两

共研，以水银不见为度，每日搽皮肤。

主症：阳明牙痛，口干舌燥，大便不行，后方主之。

生地五钱　葛根两　槐枝两　生石膏五钱　牛蒡子三钱　大黄二钱　甘草二钱

主症：阳明病，口干，大便不行，申酉二时烦热者，后方主之。

桔梗三钱　花粉三钱　知母三钱　生牛蒡子三钱　生地黄五钱　甘草二钱

主症：阳明病，颈肿，大便燥结，脉数，口燥舌干，申酉二时烦热，后方主之。

天花粉三钱　生牛蒡子三钱　桔梗三钱　黄芩三钱　连翘三钱　大贝三钱　甘草二钱

主症：阳明病，鼻衄，口燥舌干，大便不行，脉数，申酉二时烦热者，后方主之。

大黄三钱　桃仁二钱　桔梗三钱　花粉三钱　生牛蒡子三钱　紫苏三钱　甘草二钱

主症：阳明病，但目黄，而身不黄，口舌干燥，大便不行，申酉半时烦热，脉洪大而散者，后方主之。

元明粉三钱　厚朴三钱　知母三钱　桔梗二钱　甘草二钱

主症：阳明病，大便燥结，腹中积结，下失气者，后方主之。

大黄三钱　芒硝二钱　厚朴二钱　枳壳二钱

主症：阳明病，肩前痛，或乳内痛，或缺盆痛，皆用后方主之。

桔梗三钱　槐枝五钱　白鲜皮三钱　桑枝五钱　知母三钱　甘草二钱

主症：大便行时，腹痛一次，粪粗粗，谓之滞泻，后方主之。

莱菔子三钱　木香二钱　枳壳二钱　厚朴二钱　五加皮二钱　甘草二钱

主症：偶然腹痛，发热恶寒，腹中早有积滞，服中暴痛，作泻，泻后乃愈，有此病根常发，所泻腐秽者，名曰瘕泻，后方主之。

枳壳二钱　厚朴二钱　莱菔子三钱　木香二钱　大黄二钱　生白芍二钱　甘草二钱

主症：除时灾痢疾而外，久病痢疾脓血，能食者，所痢之血鲜者，身无大热，但是申酉二时烦热者，后方主之。

槐角五钱　苦参一钱　生地榆三钱　葛根五钱　莱菔子三钱　木香五钱　厚朴二钱
甘草二钱

主症：前症悉俱，眼前方，血不止者，后方主之。

当归二钱　益母草三钱　槐枝五钱　赤芍三钱　椿皮三钱　厚朴二钱　木香二钱
甘草二钱

主症：时灾痢疾，里急后重，脉洪数者，后方主之。

莱菔子三钱　木香二钱　五加皮二钱　薤白头三钱　枳壳二钱　白头翁五钱　生白芍三钱　甘草二钱

主症：大便脱肛，烦热者，后方主之。

苦参钱　黄连钱　白头翁五钱　生白芍三钱　通草二钱　生蒲黄三钱　甘草二钱

主症：大便脱肛，面白无烦，无热，而无力者，后方主之。

硫黄钱　枯矾五分

将鸡蛋开一小口，将二药研末，入蛋内搅匀，以纸封口，烧熟食之。

又方：升麻二钱　苍术二钱　泽泻三钱　白头翁五钱　石菖蒲一钱　甘草二钱

主症：腹右一块疼痛，不敢扪，扪之痛剧，此乃大肠生痈，后方主之。

芦根一两　白头翁一两　苦参一钱　槐花五分　丹皮二钱　枳壳二钱　金银花五钱　甘草二钱

又方：花粉三钱　连翘三钱　赤芍三钱　芦根五钱　葛根五钱　槐角五钱　枳壳二钱　甘草二钱

主症：大肠烧热作痛，便时更痛，久有瘀闷，后方主之。

大黄二钱　槐角三钱　生地五钱　生白芍三钱　芒硝二钱　甘草二钱

主症：大便旁生痈，疼痛，后方主之。

酒大黄三钱　槐角五钱　赤芍三钱　丝瓜皮三钱　烧炭花粉三钱　黄芪五钱　甘草二钱

主症：肛门肿疼，服前热痛之方，自愈主之。痔疮疼痛难忍，后方主之。

酒大黄二钱　槐角五钱　生白芍三钱　苦参二钱　三七三钱　生地榆二钱　甘草二钱

又方：猥皮三钱　血余炭三钱　槐角五钱　生白芍三钱　酒大黄三钱　甘草二钱
共研末，每付三钱，黄酒送下。

主症：五更泄泻，粗柏者，后方主之。

莱菔子三钱　肉豆蔻三钱　木香二钱　枳壳二钱　厚朴二钱　甘草二钱

足阳明胃经病

主症：阳明病，发热恶热，面赤气粗，喘满，脉洪大者，后方主之。

葛根六钱　生石膏五钱　黄芩三钱　连翘三钱　生白芍三钱　瓜蒌四钱　甘草二钱

主症：身前发热汗出，头额疼痛，脉洪而长，蒸之汗出，亦用前方主之。

饮食过量，少时则饥，脉洪数，或沉数者，皆用后方。

滑石三钱　生白芍三钱　川黄连一钱　大黄二钱

主症：面赤气粗，脉大发热，口渴饮水者，后方主之。

生石膏四钱　知母三钱　花粉三钱　粳米五钱　葛根四钱　甘草二钱

主症：心中懊恼，胀满不食，身发黄疸，脉滑而实者，后方主之。

大黄二钱　木通二钱　枳壳二钱　厚朴二钱　生白芍三钱　茵陈三钱　大青叶二钱

又方：真青黛钱　明矾钱　共研，分三付，每付用鸡子一个，凉水调匀，午前服之，一日一付。

主症：饮食入胃，搅闹难受，脉大烦热，食入即吐出者，乃是胃热，后方主之。

生石膏五钱　寸冬三钱　柴胡根三钱　瓜蒌三钱　葛根三钱　黄芩三钱　大黄二钱
甘草二钱

主症：素日偶尔感凉，先呕逆，而后吐者，后方主之。

茯苓三钱　陈皮三钱　砂仁三钱　沉香二钱　甘草二钱

又方：紫叩二钱　干姜二钱　白术三钱　厚朴三钱　炙甘草二钱

主症：偶触秽气，懊恼呕逆，欲吐者，后方主之。

藿香三钱　紫苏三钱　陈皮三钱　茯苓三钱　甘草二钱

主症：胃有瘀热，常作呕逆，烦闷欲吐者，后方主之。

葛根三钱　芦根三钱　枳壳二钱　厚朴二钱　生白芍三钱　甘草二钱

又方：竹节三钱　黄芩三钱　姜连钱　寸冬三钱　甘草二钱

主症：反胃吐食，朝食暮吐，吐时味酸，脉沉，无烦热者，后方主之。

红豆蔻二钱　陈皮三钱　茯苓三钱　厚朴二钱　青皮二钱　甘草二钱　冲服重碳酸下。

主症：吐食味酸，口苦咽干，头眩者，后方主之。

柴胡根三钱　生白芍三钱　鲜石斛三钱　黄芩三钱　枳壳二钱　厚朴二钱　甘草二钱

主症：吐食吐酸，发热懊恼，脉洪大者，后方主之。

葛根五钱　寸冬三钱　生石膏三钱　黄芩三钱　姜连一钱　甘草二钱　冲重碳酸一钱

主症：朝食暮吐，大便燥结，如羊屎者，后方主之。

大黄三钱　干姜三钱　茯苓三钱　厚朴二钱　枳壳二钱　甘草二钱

又方：姜半夏二钱　茯苓三钱　大黄三钱　生白芍三钱　厚朴三钱　甘草二钱

主症：久病，胃有虚热，饮食不进，入则呕逆，面黄肌瘦，别无痛苦，后方主之。

大黄二钱　芒硝二钱　枳壳二钱　甘草二钱　共研末，每日三付，每付三分，开水送下，日久可愈矣。食不下，别无痛苦，大便如常，而后吐出，自觉有物阻塞者，此乃胃下生瘤，百药难动，此无治法。

主症：早无吐食之病，先觉胃下一块，烧痛，渐不能食，后作吐，此乃胃之下口生疮，后方主之。

芦根五钱　大黄二钱　花粉三钱　元明粉钱　生白芍三钱　金银花三钱　甘草二钱

多服可愈。

主症：饮食不进，强食则噎，久之饮食不入，谓之噎，此乃胃管干枯，后方主之。

真木瓜三钱　枳壳二钱　鸡内金三钱　大黄二钱　生白芍三钱　共煎去渣，下猪胆汁一匙，猪胃酸一匙，元明粉钱，温服之。

又方：鲜石斛三钱　寸冬三钱　鲜生地五钱　真木瓜三钱　茯苓三钱　生白芍三钱　甘草二钱

共煎去渣，下猪胆汁一匙，猪胃酸一匙，火硝五分，温服之。

又方：枳壳二钱　厚朴二钱　柴胡根三钱　鲜石斛三钱　鸡内金五钱　生楂片一钱　糖瓜蒌五钱

煎去渣，下猪胆汁一匙，硝强灰五分，温服之。

又方：生姜两　鸡汁白蜜二两　猪肚酸二钱　重碳酸钱　元明粉钱　共调，每日早午晚各一匙，服尽一剂，再配一付，服之以愈为度。

又方：寸冬四两　麻仁四两　生芝麻四两　杏仁三两　共以河水泡一日，以磨研细，拧汁，加生姜一两，拧汁入内，重碳酸五钱，大黄五钱，煎汁共合，每付一匙，加猪胆汁一匙，猪胃酸一匙，开水搅匀，每日早晚服二次。

又方：虎肚一具，连粪蒸烂，以瓦上烙干，研面，每一两加狗宝一两，加雄黄三钱，重碳酸三钱，共研。又每两加大猪胆汁一个，调匀为丸。如胆汁不足为丸，加面糊为小丸，每付按年岁之数，为一付，早晚开水服之。次方不但治噎膈，亦治反胃吐食。

主症：心下烧疼，不敢扪，扪之痛剧，或胸下高而硬者，是皆肿作痛。

鲜石斛三钱　大黄二钱　枳壳二钱　厚朴二钱　鸡内金三钱　元明粉二钱　生白芍三钱　甘草二钱

主症：前症悉俱，大便色赤而溏者，后方主之。

鲜石斛三钱　生白芍三钱　枳壳二钱　厚朴二钱　川黄连二钱　鸡内金三钱　甘草二钱

主症：胃肿而痛，服前药痛止，后方主之。

寸冬三钱　鸡内金三钱　生白芍三钱　生地黄四钱　枳壳二钱　木瓜三钱　甘草二钱

主症：胖人食后，有饱呃（原作"歌"，径改）之声者，不必治之。如治者，后方主之。

大黄三钱　芒硝三钱　枳壳二钱　厚朴二钱　共末为小丸，每付一钱，饭后服之，白水送下。

主症：连连有噫气不止，乃因食管干枯，后方主之。

大黄三钱　芒硝二钱　枳壳二钱　厚朴二钱　生白芍三钱　寸冬三钱

主症：凡人病后，添嗝豆之声者主死，如无病者，常有嗝豆之声，后方主之。

鲜石斛三钱　陈皮二钱　大黄二钱　枳壳二钱　厚朴二钱　甘草二钱

水煎慢慢服之，每点钟，共服一匙，久服自愈。

主症：久病嗳气，饮食少进，后方主之。

陈皮三钱　干姜二钱　豆蔻一钱　木香二钱　大黄二钱　甘草二钱

主症：常有秽气不止，后方主之。

白术三钱　茯苓三钱　干姜三钱　丁香钱去香　炙甘草二钱　大病后，有秽气者，后方主之。

茯苓三钱　枳壳二钱　姜半夏二钱　陈皮二钱　寸冬三钱　甘草二钱

主症：凡人有噎病者，胸以上之噎嗝病，同治之。

主症：胃火牙痛，面赤气粗，发热脉洪大者，后方主之。

葛根两　生地黄五钱　生石膏三钱　黄芩三钱　甘草二钱　大便燥者，加大黄三钱

主症：阳明头痛，面赤发热，气脉洪大者，后方主之。

葛根五钱　生石膏三钱　桔梗三钱　生牛蒡子三钱　射干二钱　甘草二钱

主症：口生酸汁，时时吞咽，胸下搅闹，或痛者，名曰吞酸，此乃胃有积食，脉洪滑者，后方主之。

大黄二钱　枳壳二钱　厚朴二钱　神曲三钱　麦芽五钱　焦楂二钱　甘草二钱

主症：吞酸，脉迟弱者，服药铺中巴豆霜所配之丸药，大泻则愈。吞酸胃

痛，服药不效，宜用吐药，吐出食块则愈。

瓜蒂钱　麦芽二钱　赤小豆二钱　共研细面，分四付，温水调服。一付得吐者，再不必服。如不吐者，隔两分钟，再服一付，再不吐者，再如法服之，以吐为止。

主症：凡呕吐，吐出味酸，脉大有力者，后方主之。

大黄三钱　枳壳二钱　厚朴二钱　甘草二钱　元明粉二钱　冲服之，并冲重碳酸一钱。

主症：吐食味酸，或吐酸水者，脉虚无力，后方主之。

红豆蔻二钱　姜半夏二钱　丁香二钱去香　白术三钱　茯苓三钱　炙甘草二钱冲重碳酸服之。

主症：凡胃痛，呕吐酸水，脉无力者，皆用前方主之。

凡胃痛，服药已愈，食后作痛，后方主之。

鸡内金三钱　木瓜三钱　生白芍三钱　枳壳二钱　鲜石斛三钱　甘草二钱

主症：胃暴痛，吐逆，周身发热，脉洪大者，痛如不敢扪，扪之痛剧，呼吸大热，恐生胃痈，后方主之。

葛根五钱　连翘三钱　花粉三钱　芦根两　丹皮二钱　生白芍三钱　甘草二钱

又方：大黄二钱　元明粉二钱　枳壳二钱　芦根一两　生白芍三钱　玄粉三钱甘草二钱

主症：胃痛，出气息秽，胸下高鼓，暴痛不已，吐痈已成脓，后方主之。

花粉三钱　皂刺三钱　甲珠三钱　金银花两　芦根两　连翘三钱　大贝三钱　甘草二钱

主症：胃痛，吐脓后，神气清爽者可治，神气昏聩者难治，后方主之。

金银花二两　葛根五钱　花粉三钱　寸冬三钱　连翘三钱　生白芍三钱　黄芪五钱甘草二钱

主症：口旁一面发肿，面赤气粗，发热，脉洪大者，后方主之。

葛根六钱　生石膏三钱　黄连二钱　花粉三钱　连翘二钱　甘草二钱

主症：偶然上下唇肿者，后方主之。

黄连三钱　葛根五钱　酒大黄二钱　槐花五钱　生石膏三钱　连翘三钱　甘草二钱

主症：头肿面赤，发热气粗，脉洪大者，后方主之。

葛根五钱　桔梗三钱　金银花五钱　花粉三钱　连翘三钱　生牛蒡子三钱　甘草二钱

主症：肌肉壅壅，发热汗出，一片红肿，脉洪大者，后方主之。

连翘三钱　葛根五钱　花粉三钱　红花三钱　黄芩二钱　甘草二钱

主症：凡阳明病，发热盛，恶人恶火，大便不行，脉洪大者，后方主之。

大黄三钱　枳壳二钱　厚朴三钱　芒硝二钱　甘草二钱

主症：胸闷急惧，颜黑，四肢厥逆，脉沉小者死。但颜黑，四肢不逆可治，用前方主之。如前症悉具，闻木声，则惕然而惊，闭户塞窗，欲独处淫谵，日久不行者，后方主之。

生白芍三钱　鲜生地黄两　大黄三钱　枳壳二钱　鲜石斛三钱　黄芩三钱　鲜葱根两　甘草二钱

主症：阳明病盛，闭户塞窗独处，大便不行者，亦用前方主之

主症：阳明病剧甚，狂歌，弃衣而走，大便不行，脉洪长者，可治。脉沉小四肢凉者，必死，可治者，后方主之。

生白芍一两　生石膏二两　胆草二钱　大黄三钱　鲜生地黄一两　甘草二钱

水煎两碗，分四次服，一次隔一刻钟，此症不可用大承气汤，如用之必死。

主症：阳明疟疾，先寒后热，热时狂妄，谵语汗出，头痛，因其汗出，谓之温淫，后方主之。

柴胡根三钱　葛根两　黄芩三钱　生石膏五钱　枳壳二钱　常山三钱　厚朴二钱甘草二钱

主症：鼻衄，汗出发热，脉洪大者，后方主之。

葛根五钱　生石膏六钱　桃仁二钱　枳壳二钱　黄芩三钱　生白芍四钱　甘草二钱

主症：唇红赤干，枯裂口者，后方主之。

葛根五钱　鲜生地黄五钱　寸冬三钱　黄连二钱　生白芍三钱　甘草二钱　如大便燥结，去黄连，加大黄。

主症：大腹水肿，肌肉发热，脉洪大者，后方主之。

葛根两　生石膏五钱　滑石五钱　腹皮三钱　葶苈子二钱　芫花钱　黄芩三钱大便燥加大黄

又方：葛根两　葶苈子二钱　红大戟二钱　商路钱　丝瓜络五钱

主症：脐腹满闷而痛，面赤气粗，脉洪大者，后方主之。

生石膏三钱　　大黄二钱　　生白芍三钱　　滑石三钱　　枳壳二钱　　厚朴三钱　　甘草二钱

主症：腿上大肉，伏兔疼痛，面赤气粗，不能动转，脉洪大者，后方主之。

槐根皮两，葛根五钱　　海风藤三钱　　防己三钱　　萆薢二钱　　甘草二钱

大便干燥者，加大黄二钱，肌肉烦热者，加地骨皮三钱

主症：骭骨疼痛，或足跗疼痛，脉洪大者，后方主之。

槐根皮两　　地骨皮三钱　　牛膝三钱　　防己三钱　　葛根五钱　　生白芍三钱　　甘草二钱

主症：脉洪大无力，不能食，食之泄泻完谷，气不足者，后方主之。

白术三钱　　茯苓三钱　　人参三钱　　干姜二钱　　炙甘草二钱

主症：身前寒栗，冷冷清清，饮食少进，泄泻完谷，脉大虚空者，后方主之。

天雄二钱　　白术三钱　　干姜三钱　　人参三钱　　炙黄芪五钱　　炙甘草二钱

主症：胃寒完谷，大便泄泻，色淡清冷，面黄唇白，腹鸣者，后方主之。

砂仁二钱　　白术三钱　　人参二钱　　干姜二钱　　茯苓三钱　　炙甘草二钱

主症：暴注下泻，面赤气粗，后方主之。

葛根三钱　　枳壳二钱　　黄连二钱　　厚朴二钱　　生白芍三钱　　白头翁两　　甘草二钱

主症：霍乱，上吐下泻，面赤气粗，发热口燥，脉洪大者，后方主之。

芦根两　　葛根五钱　　枳壳二钱　　厚朴二钱　　生白芍三钱　　贯仲五钱　　黄芩三钱　　甘草二钱

主症：大烦大热，脉洪大，按之无力，症在长夏，口渴，不欲饭水，大便泄泻，有水形者，此乃经热脾寒，先治其寒，后治其热，后方主之。

姜夏二钱　　干姜二钱　　天雄三钱　　甘草二钱　　煎汤徐徐饮之，得效后，再服后方。

葛根三钱　　黄芩三钱　　干姜二钱　　天雄二钱　　茯苓三钱　　姜厚朴钱半　　炙甘草二钱

足太阴脾经病

主症：腹胀能食，食后病甚，脉缓弱者，后方主之。

白术三钱　　茯苓三钱　　干姜二钱　　人参三钱　　陈皮三钱　　草果三钱　　甘草二钱

又方：紫苏三钱　茯苓二钱　陈皮三钱　蔻仁二钱　白术三钱　甘草二钱

主症：腹胀，泄泻黏腻，身重乏懒，脉沉缓者，后方主之。

枳壳二钱　生白芍三钱　厚朴二钱　升麻二钱　木香二钱　黄芩三钱　甘草三钱

主症：腹胀泄泻，脉沉缓大者，后方主之。

白术三钱　干姜二钱　沉香（原作"盔沉"，考为进口沉香，多呈现盔中帽形，故名）二钱人参二钱　草果二钱　甘草二钱

主症：腹胀噫气，身重口干，脉沉者，后方主之。

生地黄三钱　寸冬三钱　大麻仁三钱　大黄二钱　枳壳二钱　厚朴二钱　甘草二钱

主症：身重懒乏，食后益重，脉迟缓者，后方主之。

陈皮三钱　木香二钱　白术二钱　升麻二钱　苏梗三钱　甘草二钱

主症：身重懒乏，小便不利，脉缓者，后方主之。

白术二钱　茯苓三钱　泽泻二钱　猪苓三钱　桂枝二钱

主症：身重懒乏，小便混浊，脉迟缓者，后方主之。

萆薢三钱　茯苓三钱　桂枝二钱　白术二钱　甘草二钱

主症：身重懒乏，口渴，小便混浊，脉沉数者，后方主之。

升麻二钱　木香二钱　苍术三钱　陈皮三钱　黄芩三钱　甘草二钱

主症：先是小便不利，身重懒乏，胸下懊憹，而后身发黄疸，脉缓大者，后方主之。

木通二钱　枳壳二钱　茵陈三钱　厚朴二钱　生白芍三钱　大黄二钱

主症：身重体倦，闷胀不食，遍身水肿，脉迟缓者，后方主之。

枳壳二钱　厚朴二钱　大腹皮三钱　木香二钱　苍术二钱

主症：舌本干枯，硬痛，后方主之。

寸冬三钱　生蒲黄三钱　川黄连二钱　栀子二钱　鲜生地黄三钱　甘草二钱

主症：口干唇裂，亦用前方主之。

主症：突然唇肿，心下烦热，后方主之。

川黄连二钱　生白芍三钱　连翘三钱　生地黄三钱　花粉三钱　甘草二钱

主症：涎涶上漾，心中烦热者，后方主之。

川黄连四钱　大黄五钱　甘草三钱　皂子仁六钱　共研末，面糊为丸，每饭后服一钱，白水送。

主症：常吐涎沫，脉迟者，后方主之。

皂子仁两　干姜四钱　白术四钱　姜半夏三钱　甘草二钱　共研末，神曲面，打糊为十丸，每饭后服一丸，服之自愈。

主症：心中烦热，满闷而作痛，脉迟大者，后方主之。

枳壳二钱　鲜石斛三钱　大黄二钱　厚朴二钱　生白芍三钱　甘草二钱

主症：心下温温欲吐，脉迟大者，后方主之。

瓜蒂五分　赤小豆钱　共研末，每付二分，冷水送下。泻者，再不必服。如不吐，再服之，服后，再用后方主之。

大黄钱　生白芍三钱　柴胡根三钱　厚朴二钱　甘草二钱

又方：白术二钱　枳壳二钱　茯苓三钱　甘草三钱

主症：四肢肿痛，不能行动，心中闷热，脉缓大者，后方主之。

防己三钱　萆薢三钱　苍术二钱　桑枝两　清风藤三钱　灵仙二钱　甘草二钱

主症：胸下冲闷不消，食不下，脉缓大者，后方主之。

白术三钱　茯苓三钱　陈皮三钱　厚朴二钱　甘草二钱

主症：心下有积，窒塞或形，上下不通，后方主之。

大黄二钱　枳壳二钱　干姜二钱　生白芍三钱　厚朴二钱　甘草二钱

此病先服药铺中，所食水丸药，有巴豆者，服一付亦可。心烦口燥不渴，心下急痛，脉缓者，后方主之。

鲜生地黄五钱　生白芍三钱　枳壳二钱　厚朴二钱　甘草二钱

主症：脾之津液干枯，大便微结不下，下之赤溏，脉缓散者，后方主之。

生白芍三钱　枳壳二钱　黄芩三钱　寸冬三钱　生蒲黄三钱　甘草二钱

主症：偶然腹中暴痛，所下者浊秽，每年常发，此谓瘕泻，脉沉数者，乃属脾泻，脉浮躁者，乃是大肠之病瘕泻。如若脾泻者，后方主之。

枳壳二钱　厚朴二钱　大黄二钱　生白芍三钱　坤草三钱

主症：腿膝骨里，痛疼颇甚，难于卧放，脉迟缓者，后方主之。

防己三钱　萆薢三钱　五加皮二钱　桑白皮五钱　土茯苓三钱　甘草二钱

手少阴心经病

主症：心中烦热，神明不安，脉数者，后方主之。

寸冬三钱　栀子二钱　郁金三钱　生白芍三钱　天竺黄二钱　甘草二钱

懊侬之病多端，有时病毒火之懊侬，有炭气瘀积之懊侬，有因久思，心火冲积之懊侬。凡毒火之懊侬，或温病，或热病，或暑病，或疫病，总照原病治之，内加郁金，或桃仁等。如思之懊侬，乃因心包结滞，血液不疏，久则积炭气，不疏之故也，后方主之。

南红花三钱　寸冬三钱　莲须三钱　佩兰二钱　枝子二钱　甘草二钱

主症：如心积瘀血，血瘀则炭气增加，多心中懊侬，脉沉疾者，后方主之。

桃仁二钱　郁金三钱　佩兰二钱　石菖蒲三钱　黄芩三钱　丹皮二钱　南红花三钱　甘草二钱

主症：心中委屈（原作"危曲"，径改），闷久烦热，脉沉无力而故者，后方主之。

芙蓉花三钱　莲须三钱　天竺黄三钱　西红花三钱　桃仁二钱　栀子二钱　甘草二钱

主症：痴癫者，是傻，而非傻，记性丝毫不差，但怕人，欲作暗事，此乃心神不明之故，后方主之。

天竺黄三钱　西红花三钱　莲须五钱　石菖蒲三钱　三七二钱　甘草二钱

冲解面砂五分　鱼脑石五分　台寸（疑似麝香，但用量稍大）二钱　珍珠五分　蛇蜕钱　烧灰共为末，汤药冲服之，数付可愈。

又方：蛇床子三钱　鲜荷花七朵　蜣螂（原作铁甲将军）三钱　南红花五钱　石菖蒲三钱　生甘草二钱　穿山甲珠三钱　片砂一钱　木香二钱　蛇蜕五分　烧炭，共研面，以前药冲服之。

主症：因惊恐，善静恶动，畏怕不前，后方主之。

僵蚕三钱　寸冬三钱　茯神三钱　钩藤三钱　生白芍三钱　甘草二钱　冲服琥珀一钱　片砂五分

主症：偶然跌倒，弄舌，醒后心烦，后方主之。

寸冬三钱　郁金三钱　钩藤三钱　西红花三钱　天竺黄二钱　僵蚕二钱　黄连二钱

甘草二钱　朱砂五分　台寸五厘　琥珀钱　冲服。

主症：偶然心中窒塞，逼闷难受，气臭不通，面青肢凉，顷刻即死，脉息微者，此乃为心绝，急用桃仁三钱捣细，拧水灌之，再服后方。

三七二钱　红花三钱　桃仁二钱　栀子二钱　郁金二钱　甘草二钱　送安宫丸。

又方：铁面砂五分　牛黄一分　天竺黄钱　共研末，前汤药冲服之。

主症：忧冲烦闷，不乐，后方主之。

天竺黄二钱　合欢花三钱　鲜荷花三钱　南红花三钱　栀子二钱　郁金二钱　寸冬三钱　甘草二钱

主症：面赤狂玩，夸己显能，名之曰狂，后方主之。

桃仁二钱　郁金三钱　三七二钱　黄连二钱　生白芍三钱　甘草二钱　天竺黄二钱　胆星二钱

又方：牛黄分　片砂钱　琥珀钱　共研末，汤药冲服，或送清心丸。

不眠之证多端，总之皆关乎心神，有神旺、狂妄之不眠；有思虑伤神之不眠；有因惊神浮之不眠；有肝风冲动神明之不眠；有怒火上冲之不眠；有胆火上冲之不眠；有胆虚易惊之不眠；有肺气不足，敛阁之不眠；有大肠燥气上冲之不眠；有胃火上冲之不眠；有丙火冲动之不眠；有心包火邪妄动之不眠，有三焦相火上冲之不眠；有太阳膀胱之邪，上冲之不眠；有时灾，阴阳不合之不眠；有肾精不能上奉之不眠；有肾水干枯不能济火之不眠；有阴枯不能阁阴之不眠；有因阴不纳阳之不眠，种种皆当分析治之可也。

主症：病妄狂自夸，脉洪而疾，昼夜不眠，后方主之。

桃仁二钱　郁金二钱　黄连二钱　竺黄二钱　三七二钱　胆星二钱　甘草二钱　片砂五分　牛黄分

主症：病因思虑过度，神伤不眠，脉实者，后方主之。

郁金二钱　佩兰叶三钱　远志苗三钱　西红花二钱　栀子二钱　寸冬三钱　甘草二钱　君明治安丸（注：是高愈明研制成药，在当时奉天政府核准备案，运用三十余年，远近驰名，详见《温疹溯源》一书）

主症：前症悉俱，脉虚者后方主之。

郁金二钱　元肉五钱　茯神三钱　寸冬三钱　龙齿二钱　甘草二钱

主症：惊恐畏慎，昼夜不眠，后方主之。

远志三钱　龙齿二钱　枣仁三钱　茯神三钱　甘草二钱

主症：头晕目眩，多怒，昼夜不眠，脉弦者，后方主之。

僵蚕二钱　钩藤三钱　黄芩三钱　生白芍三钱　夏枯草三钱　甘草二钱　君明治安丸。

主症：多怒多烦，昼夜不眠，后方脉弦者，后方主之。

青皮三钱　胆草二钱　黄芩三钱　生白芍三钱　甘草二钱　君明治安丸。

主症：口苦咽干，头眩，脉燥疾者，后方主之。

柴胡根三钱　生白芍三钱　胆草二钱　黄芩三钱　牡蛎三钱　甘草二钱

主症：身体虚弱，面色痿白，惊恐抽挛，昼夜不眠，后方主之。

柏子仁二钱　枣仁三钱　龙齿三钱　胆星二钱　熊胆五分　甘草二钱

主症：咳嗽喘急，昼夜不眠，脉实大者，后方主之。

糖瓜蒌四钱　生牛蒡子三钱　桔梗三钱　黄芩三钱　川贝二钱　甘草二钱

主症：一如昼夜不眠，小有谵语，大便燥结，粪如羊屎，脉虚散者，为火尽烟枯，宜徐徐服药，脉稍实者，燥结而不太甚，宜急用后方主之。

生地五钱　元明粉三钱　大黄三钱　寸冬三钱　枳壳二钱　甘草二钱

主症：面赤气粗，目瞪口张，脉缓大有力，昼夜不眠，后方主之。

葛根五钱　生石膏五钱　大黄二钱　枳壳二钱　厚朴二钱　甘草二钱

主症：腹中烧热，心下觉有一团火热阻塞，气息不通，昼夜不眠，脉沉滑者，后方主之。

龙胆草二钱　生石膏五钱　黄芩三钱　生白芍三钱　甘草二钱

主症：慢病，自觉发热，头上翕翕汗出发热，昼夜不眠，后方主之。

生石膏五钱　滑石三钱　生白芍三钱　柴胡根三钱

主症：凡时灾不眠者，多因膀胱，太阳之气上冲，宜后方主之。

夜荷花三钱　瞿麦五钱　荷花三钱　黄芩三钱　连翘三钱　甘草二钱

主症：时灾，有阴阳不合之眠，不在此列，将不出方主之。

主症：身体虚衰，心悬虚跳，有若饥状，昼夜不眠，后方主之。

寸冬三钱　枸杞五钱　百合三钱　枣仁三钱　炙甘草二钱（原作制草，径改）

主症：口（原作"只"，径改）燥面干，面白饥瘦，昼夜不眠，脉沉数者，后方主之。

元参一两　栀子二钱　生地五钱　片砂五分　炙甘草二钱

主症：如表虚自汗，易受外感，多病大邪，犯病昼夜不眠，此乃是阳虚，不能合阳，后方主之。

石决明两　龟板胶五钱　枣仁三钱　龙齿三钱　甘草二钱

主症：病人烦热易惊，昼夜不眠，脉浮者，此神火不能下蛰，后方主之。

龙齿三钱　生龟板五钱　樟丹一钱（布色）　片砂钱冲　黄连二钱　甘草二钱

主症：不眠疾，忽发忽止，心中烦热，腹下觉凉，脉沉者，此乃阴不纳阳，后方主之。

附子三钱　龙齿二钱　龟板五钱　樟丹二钱　山萸肉二钱　熟地黄五钱　绕后无名虚烦，不眠，后方主之。

草决明两　马芙蓉叶七片　石决明两　杏仁二钱　远志二钱　黄连二钱　甘草二钱
真百合一个，即倒卷莲花根，药铺所卖者，乃是山丹花根不效。

主症：心中狐疑，妄言妄语，欲自灵死，后方主之。

桃仁二钱　天竺黄二钱　红花三钱　三七二钱　黄连二钱　甘草二钱　冲片砂　牛黄分　寸香分

主症：凡狐疑心意，未有不忙乱者，但忙乱者，后方主之。

郁金三钱　西红花三钱　生白芍三钱　栀子二钱　黄连二钱　寸冬三钱　甘草二钱

主症：凡忽哭忽笑，乃是心志不畅，后方主之。

莲子三钱　远志二钱　枣仁三钱　合欢花三钱　西红花二钱　龙齿二钱　郁金二钱
甘草二钱

主症：心中怔忡忡，怛怛跳动，后方主之。

生地黄五钱　寸冬三钱　生龟板一两　枣仁三钱　龙齿二钱　生白芍三钱　甘草二钱

主症：心中悸动，头眩者，后方主之。

茯苓三钱　生白芍三钱　泽泻二钱　柴胡根二钱　甘草二钱

主症：心中惕惕不安，后方主之。

西红花二钱　枣红三钱　寸冬三钱　郁金二钱　天竺黄二钱　甘草二钱

主症：偶得时症，昏聩不言，后方主之。

桃仁二钱　郁金二钱　莲子心二钱　红花三钱　栀子二钱　黄芩三钱　甘草二钱

主症：心中烦热，口渴饮水，寸脉沉数者，后方主之。

黄连二钱　栀子二钱　花粉三钱　郁金三钱　天竺黄二钱　甘草二钱

主症：心烦口渴，咳嗽，右寸脉沉数者，后方主之。

桔梗三钱　花粉三钱　黄连二钱　栀子二钱　生牛蒡子三钱　杏仁二钱　甘草二钱

主症：喜静恶动，动则汗出，见生人汗亦出，如稍惊汗出，后方主之。

寸冬三钱　龙齿二钱　连翘三钱　枣仁二钱　柏子仁三钱　黄芩三钱　甘草二钱

主症：心痛烦热，面赤脉洪者，后方主之。

川黄连二钱　栀子二钱　胆草二钱　生白芍三钱　甘草二钱

主症：吐血鲜赤，右寸脉见数疾，心中烦热者，后方主之。

郁金三钱　三七二钱　栀子二钱　桃仁二钱　红花三钱　黄芩三钱　甘草二钱

主症：女子不月，每日经水逆行，从口鼻出者，名曰倒经，初旬（原作"浔"，径改）者，后方主之。

赖瓜子三钱　桃仁二钱　郁金三钱　大黄二钱　赤芍三钱　甘草二钱

主症：女子因思而经闭者，思则气结，气结则心血不化，心血不化则经闭不月，后方主之。

鲜荷花七朵　如无用，须佩兰三钱　西红花二钱　寸冬三钱　郁金二钱　甘草二钱

主症：心烦，寸脉浮数，目赤如血，毫无痛苦，后方主之。

南红花三钱　桃仁二钱　栀子二钱　蓼实三钱　草决明三钱　黄芩三钱　甘草二钱

主症：突然舌肿，舌烂而赤，后方主之。

川黄连二钱　栀子二钱　黄芩三钱　郁金二钱　甘草二钱

又方：生蒲黄二钱　冰片分　共研末，搽舌上用之。

又方：硝强灰二钱　硼砂钱　明矾钱　栀子钱　共研末冲水去渣，嗽舌用。

主症：别无痛苦，只是心烦咽干，脉沉数者，后方主之。

川黄连二钱　郁金三钱　寸冬三钱　生白芍三钱　黄芩三钱　甘草二钱

主症：口渴饮水，心烦，左寸脉数者，后方主之。

川黄连二钱　花粉三钱　生蒡根两　郁金二钱　桃仁三钱　知母二钱　甘草二钱

主症：记性在脑，不关于心，然心脑有感觉，如心神虚动，亦主善忘。如善忘心忙意乱，右寸脉虚数者，后方主之。

郁金二钱　竺黄二钱　寸冬三钱　远志二钱　川黄连二钱　莲子三钱　甘草二钱

主症：掌中热者，乃心经之病。如有他病，掌中热者，其治他病。如无别

病，但掌中热心烦，左寸脉数者，后方主之。

郁金三钱　栀子三钱　桑枝两　桔梗三钱　甘草二钱

主症：心中烦热，肘臂后廉暴痛，手厥逆，脉沉小者，后方主之。

栀子二钱　桑枝一两　黄芩三钱　枳壳二钱　川黄连二钱　桔梗三钱　连翘三钱
甘草二钱

主症：心烦身瘦，但黄，皮肤不黄，脉洪数者，乃是火练金轮之故，后方主之。

川黄连二钱　栀子二钱　生白芍三钱　红花三钱　牛蒡子三钱　寸冬三钱　桔梗三钱　甘草二钱

主症：胸胁，烦热冲闷，左寸脉沉数者，后方主之。

枳壳二钱　厚朴二钱　郁金二钱　生白芍三钱　川黄连三钱　甘草二钱

主症：臑臂疼痛，心中烦热，左寸脉浮数者，后方主之。

栀子二钱　桑枝两　黄芩三钱　枳壳二钱　川黄连二钱　桔梗三钱　甘草二钱

主症：凡有疮疡痛痒，赤游丹毒者，后方主之。

栀子皮二钱　丹皮二钱　红花三钱　黄芩三钱　连翘三钱　甘草二钱

主症：恐惧心跳，脐上成形，按之硬者，此乃心积，名曰伏梁，后方主之。

石菖蒲三钱　佩兰三钱　益智仁三钱　莲须三钱　厚朴二钱。

手太阳小肠经病

主症：心烦难受，周身倦怠，或心疼腹痛，后方主之。

生白芍三钱　黄芩三钱　胆草二钱　柴胡根三钱　郁金二钱　枳壳二钱　甘草二钱

主症：发热颧赤，汗忽忽外出，但胸部与头部有汗，别处无汗，后方主之。

生白芍三钱　连翘三钱　黄芩三钱　地骨皮三钱　胆草二钱　甘草二钱

主症：心烦发热，忽之耳鸣，此乃太阳丙火上动，后方主之。

夏枯草三钱　生白芍三钱　黄芩三钱　连翘三钱　胆草二钱　甘草二钱

忽忽发热，嗌干者，乃是太阳丙火之动，前方加生牛蒡根一两主之。

主症：太阳发热，颈肿，后方主之。

生银花两　连翘三钱　胆草二钱　生白芍三钱　栀子二钱　桔梗三钱　甘草二钱

主症：太阳病，缺盆痛，颈肿痛，颊肿痛，俱用前方主之。

主症：颈肿壅热，不可回顾，脉洪者，后方主之。

连翘三钱　花粉三钱　黄芩三钱　胆草二钱　金银花两　荷叶三钱　甘草二钱

主症：颔暴病不肿，项硬不可回顾，脉洪者，后方主之。

黄芩三钱　生白芍三钱　胆草二钱　荷叶三钱　连翘三钱　甘草二钱

主症：肩痛似拔，臑痛似折，脉洪者，皆手太阳丙火之病，后方主之。

黄芩三钱　生白芍三钱　胆草二钱　桑枝两　桔梗三钱　荷叶三钱　甘草二钱

主症：太阳病，耳聋，或焞焞有火，脉洪者，后方主之。

黄芩三钱　胆草二钱　枯草三钱　生白芍三钱　连翘三钱　甘草二钱

主症：太阳病，目黄脉洪者，后方主之。

桔梗三钱　黄芩三钱　胆草二钱　生白芍三钱　连翘三钱　甘草二钱

主症：太阳病，目痛赤红，后方主之。

黄芩三钱　生白芍三钱　胆草二钱　南红花三钱　蒺实三钱　青葙子三钱　连翘三钱
甘草二钱

主症：肘臂后廉，暴痛如裂，脉洪头赤，寸口热者，后方主之。

黄芩三钱　黄连二钱　桑枝两　荷叶三钱　桔梗三钱　生白芍三钱　胆草二钱　寄
生五钱　甘草二钱

主症：腹中烧痛，心烦难受，寸口热，脉洪数者，或不洪，脉沉滑，大便
赤溏者，后方主之。

滑石三钱　生石膏五钱　花粉三钱　黄芩三钱　生白芍三钱　胆草二钱　甘草二钱

主症：嗝豆颧赤，寸口热，脉洪数，或沉数者，后方主之。

枳壳二钱　厚朴二钱　酒大黄二钱　寸冬三钱　生地三钱　生白芍三钱　甘草二钱

又方：鲜石斛三钱　胆草二钱　枳壳二钱　酒大黄二钱　明粉三钱　甘草二钱

主症：朝食暮吐，心烦发热，脉沉滑，后方主之。

酒大黄二钱　厚朴二钱　枳壳二钱　明粉二钱　胆草二钱　鸡内金二钱　甘草二钱
猪胆汁一匙

主症：心中烦热，皮肤干热，颧赤，日久枯瘦，大便赤溏者，后方主之。

芦根两　榆白皮两　胆草二钱　生白芍三钱　甘草二钱　猪胆汁一匙

前症悉俱，腹中烧痛者，前方加生石膏五钱，花粉三钱主之。

101

主症：盛暑昏聩，腹中胀大，脉络皆青，脉沉紧，周身挎之，出有红痧，此名痧胀，后方主之。

桃红（通常指桃仁）二钱　元胡二钱　丹皮三钱　木通二钱　大黄二钱　厚朴二钱　红花三钱　黄芩三钱　甘草二钱

又方：石菖蒲三钱　红花三钱　郁金二钱　连翘三钱　枳壳二钱　厚朴二钱　丹皮二钱　枯芩三钱　甘草二钱

又方：芦根两　香附三钱　枳壳二钱　青皮二钱　厚朴二钱　红花三钱　葛根五钱　连翘三钱　黄芩三钱　甘草二钱

主症：素日鼓胀，大便赤溏，噫气宽松活，腹中烦热，巳午烦热而重者，后方主之。

滑石三钱　生石膏五钱　胆草二钱　黄芩三钱　枳壳二钱　厚朴二钱　白芍三钱

主症：肌瘦，面白虚衰，腹中肠鸣，大便稍泻者，后方主之。

姜半夏二钱　茯苓三钱　泽泻三钱　白术三钱　炙甘草二钱

主症：泄泻，粪色淡白，形寒恶冷，脉沉迟者，后方主之。

天雄三钱　姜半夏二钱　干姜二钱　茯苓三钱　炙甘草二钱

主症：前症悉俱，发热，脉浮洪，口渴，大便泄泻，色白者，后方主之。

姜皮（字迹不清，疑似姜皮）三钱　附子二钱　白术三钱　黄芩三钱　葛根五钱　甘草二钱

主症：小肠疝气，腹下攻鼓作痛，或肾囊鼓大，脉数者，后方主之。

五加皮二钱　川楝子三钱　橘核三钱　木香二钱　黄芩三钱　生白芍三钱　甘草二钱

主症：按痢疾赤溏，无粪者，或周身发热，心中烦热，里急后重，脉沉数者，皆小肠之病也，后方主之。

生白芍三钱　黄芩三钱　木香二钱　胆草二钱　枳壳二钱　厚朴二钱　甘草二钱

足太阳膀胱经病

主症：太阳伤寒，恶寒体病，背项强痛，发热无汗，脉紧者，后方主之。

麻黄二钱去节　桂枝二钱　杏仁二钱　甘草二钱

又方：苏叶二钱　川羌活二钱　杏仁二钱　陈皮三钱　甘草二钱

主症：太阳头痛，脑后跳痛，脉滑数者，后方主之。

荷叶二钱　甘菊二钱　黄芩三钱　蒲黄三钱　薄荷二钱　甘草二钱

主症：头侧脑后跳痛，脉空大或迟者，后方主之。

附子三钱　桂枝二钱　麻黄二钱　茯苓三钱　甘草二钱　引生姜三片　大枣五枚

主症：太阳中风，发热汗出，头痛体痛，脉缓散者，后方主之。

桂枝三钱　生白芍三钱　生姜三钱　甘草二钱

主症：太阳病，发热汗出，头痛体痛，脉数急者，后方主之。

荷叶三钱　连翘三钱　生白芍三钱　黄芩三钱　甘菊二钱　甘草二钱

主症：太阳感冒，属于风火者，皆用前方主之。

主症：太阳感冒，头痛体痛，烦热脉沉者，此乃湿热，后方主之。

荷叶三钱　浮萍三钱　连翘三钱　黄芩三钱　蔓荆子三钱　甘草二钱

主症：背后寒栗，周身麻冷，脉迟者，后方主之。

天雄二钱　茯苓三钱　白术二钱　桂枝三钱　麻黄二钱　甘草二钱

主症：目痛攻鼓，觉有热气上冲，项如拔，躁如折，脉紧者，后方主之。

麻黄二钱　附子三钱　白术三钱　茯苓三钱　桂枝三钱　甘草二钱　引姜三片　大枣五枚

主症：腿疼如裂，踹痛如崩，恶寒脉紧，别无他症，后方主之。

附子二钱　麻黄二钱　生白芍三钱　桂枝三钱　黄芩三钱　防己三钱　甘草二钱

主症：头额项痛，强硬，别无痛苦，后方主之。

桂枝三钱　寄生五钱　荷茎两　茯苓三钱　甘草二钱　生姜三片　大枣五枚

主症：伤寒，周身强痉，无汗者，名曰刚痉，后方主之。

麻黄二钱　桂枝三钱　白术三钱　生白芍三钱　杏仁二钱　甘草二钱　生姜三片　大枣八枚（出汗）

主症：中风发热，周身强痉，汗出者，名曰柔痉。

葛根五钱　桂枝三钱　生白芍三钱　荷茎两　防己三钱　黄芪三钱　甘草二钱

主症：太阳病，心下痞，按之无形，但烦热懊侬，寸脉浮滑，大便不行，后方主之。

大黄三钱　葶苈子二钱　芒硝二钱　杏仁二钱

主症：太阳病，心下积结，按之则痛，大便不行，后方主之。

甘遂二分（泡去毒）　大黄三钱　芒硝二钱　共研面开水调服。

主症：太阳病，心下积结，按之不硬但痛，脉浮滑者，后方主之。

黄连二钱　姜半夏二钱　瓜蒌两

主症：太阳病，心下痞，烦热恶寒，大便不行，汗出者，后方主之。

大黄三钱　川黄连三钱　黄芩三钱　附子二钱

主症：太阳病下之太早，以致中寒上热，大便泄泻，胸中满者，为痞，后方主之。

黄连二钱　黄芩三钱　人参三钱　干姜三钱　大枣十二枚　炙甘草二钱　姜半夏二钱

主症：前症悉俱，大便燥结，心下痞硬，后方主之。

大黄二钱　黄连二钱　黄芩三钱　姜半夏二钱　干姜二钱　甘草二钱

主症：太阳病下之，泄泻不止，面色青白，无烦热，胸下或腹中积结者，此为脏结。脏结舌凉，小便青白者主死，舌渴而赤者，后方主之。

天雄三钱　人参三钱　厚朴二钱　干姜三钱　白术三钱　甘草二钱

主症：结胸症，神气昏愦，脉空大者，不可下，下之则死。

结胸症，神色已败，属于绝症。不可下，亦不可用瓜蒌、甘遂、葶苈子，如用之，离死期远者，则短气，近者遂死。

主症：太阳病，湿热下陷，久之则变为痔疮，后方主之。

地骨皮三钱　猥皮三钱（炭）荷叶三钱　赤芍三钱　甘草二钱

主症：疟疾腰痛，头痛项强，乃太阳之症，后方主之。

麻黄二钱　桂枝二钱　荷叶三钱　茯苓三钱　常山三钱　甘草二钱

主症：狂病，汗出腰痛，项强，后方主之。

茯苓五分　荷叶三钱　生白芍三钱　蛇床子三钱　甘草二钱

主症：太阳病，项强腰痛，目黄，脉大者，后方主之。

荷叶三钱　枸杞五分　黄芩三钱　甘草二钱

见寒泪出，乃太阳筋为目之上纲，上纲虚衰，不能约束，可见寒泪出，此乃小部分之病，暂无法治。

主症：太阳酡䐀，恶寒足冷，脉空大者，后方主之。

龙齿三钱　生龟板一两　附子三钱　当归三钱　东丹钱两包　甘草二钱

主症：水肿恶寒，项强，脉空大者，后方主之。

骨皮三钱　荷叶三钱　芫花二钱　麻黄钱　甘草二钱

主症：太阳病，小便白浊，恶寒，后方主之。

萆薢三钱　荷叶三钱　白鲜皮三钱　厚朴二钱　甘草二钱

主症：凡癃闭之症，多属太阳，而癃闭之因多端，而风寒暑湿燥火，寒热虚实，皆能致人癃闭，难分详细，今拟一方，待学者变通可也。

凤眼草五分　木香二钱　石苇三钱　瞿麦三钱　甘草二钱

主症：少年溺血，痛如刀刺，后方主之。

南红花三钱　荷叶三钱　甜苁蓉三钱　瞿麦三钱　甘草二钱

又方：黑甜甜百粒　赤芍三钱　三七三钱　甘草二钱　先食黑甜甜，后煎三味服之效。

又方：红扁花　每付七朵或一钱，重经霜者良

主症：五淋者，因房劳致淋者多，今出一方。

石发（是一种水生沼泽地绿色苔草）五钱　凤目草五钱　生羊藿叶三钱　瞿麦三钱
甘草二钱

又方：赤芍五钱　檀香三钱　黄柏二钱　荷叶三钱　杜牛膝三钱　甘草二钱

主症：玉茎疼痛，皆因房劳太过所致，后方主之。

甜苁蓉五钱　生羊藿叶三钱　桃胶三钱（即桃树膘）　甘草二钱

主症：溺无知觉自流者，有两种，一种下痿，下半身失去知觉，则小便自流，不在此例。如形容如故，无病者，但溺无知觉，后方主之。

藕根五钱　杜仲三钱　桑螵蛸五钱　川续断三钱　附子三钱　甘草二钱　装猪尿泡内，煮烂去渣，连汤食之。

主症：溺有余症，服前方亦效，今又拟一方列后。

桑螵蛸两（新鲜代子者良，炒用）　杜仲三钱　远志三钱　续断三钱　锁阳三钱　甘草二钱

主症：小便澄清，稠黏如鸡子清者，名曰白淫，后方主之。

莲子两（带心研碎）　芡实两（研）　升麻二钱　石菖蒲三钱　甘草二钱

足少阴肾经病

主症：虚迷，心跳恐惧，津液干枯，脉沉散沉细者，此乃津液亏损，后方主之。

生地黄五钱　丹皮三钱　茯苓三钱　山药两　泽泻三钱　山芋肉二钱

主症：虚迷心跳，身重精少，后方主之。

生地黄三钱　枸杞子三钱　茯苓三钱　鹿胶三钱　山药两

主症：前症悉俱，阳痿滑精者，后方主之。

山药一两　附子三钱　锁阳三钱　杜仲三钱　莲须三钱　甘草二钱

主症：阳痿不起，或见色倒戈者，后方主之。

淫羊藿三钱（羊油炙）　肉苁蓉五钱　仙芽三钱　款冬花三钱　甘草二钱

主症：年过十六娶妻，玉茎不举，乃因心神不交，欲火不能下通，后方主之。

冬花三钱　龙齿三钱　生龟板三钱　仙茅三钱　淫羊藿叶二钱　甘草二钱

服药戏弄，使其欲火下通，悠然则玉茎立举，一付不举再服，七日后必能硬举。

主症：少年阳强，直挺不倒，后方主之。

鲜荷花七朵无花用莲须　凌云花三钱　栀子二钱　甘草二钱　生白芍三钱　使其泄精后，一句钟服之。

主症：肾虚喘咳，发热不敢动，动则咳甚，右尺脉洪无力者，后方主之。

冬花三钱　附子三钱　茯苓三钱　山药两　山萸肉三钱　甘草二钱

又方：龟胶三钱　龙齿三钱　附子三钱　茯苓三钱　芡实两　甘草二钱

主症：身体虚，别无痛苦，不敢合目，睡则汗出，身凉，后方主之。

龙齿三钱　牡蛎三钱　荷叶三钱　生白芍三钱　山萸肉三钱

又方：龟胶三钱　龙齿三钱　石决明一两　莲须三钱

主症：汗出，憎风身凉，乃肾中阳虚，后方主之。

生附子三钱　龙齿三钱　锁阳三钱　肉桂二钱　炙甘草二钱

主症：无梦精流者，谓之滑精，后方主之。

生龟板五钱　牡蛎五钱　龙齿三钱　生附子三钱　补骨脂二钱　甘草二钱

主症：精淡精冷，不生育者，后方主之

熟地五钱　仙茅三钱　鹿茸钱（研冲服）　附子三钱　龟胶三钱　杜仲二钱

主症：腹痛，按之不热，脉沉者，后方主之。

天雄三钱　干姜三钱　肉桂二钱　茯苓三钱　甘草二钱

又方：小茴二钱　补骨脂三钱　当归三钱　肉桂二钱　甘草二钱

主症：脐下空痛，脉虚大而迟者，此乃精亏肾寒，后方主之。

补骨脂三钱　仙茅三钱　生附子三钱　白术三钱　干姜二钱　甘草二钱

主症：腹痛有气攻鼓作痛，脉迟缓者，乃肾寒，疝气作痛，后方主之。

葫芦巴三钱　小茴香三钱　木香二钱　吴茱萸二钱　肉桂二钱　附子二钱　甘草二钱

主症：腹中暴痛，痛时汗出，脉迟缓而大者，后方主之。

天雄三钱　白术三钱　茯苓皮四钱　沉香二钱　砂仁钱　干姜二钱　生白芍三钱
炙甘草二钱

主症：别无痛苦，一身清清冷冷，无忧无虑，只是不乐，此乃精寒，不能
会神，神虚不能交精，后方主之。

生附子三钱　肉桂二钱　枸杞子五钱　荷花三朵（无药用须）　合欢花三钱　甘草二钱

又方：益智二钱　南红花三钱　鹿茸钱（研冲）　合欢花三钱　甘草二钱

主症：欲寝不乐，骨软乏困者，后方主之。

生淫羊藿三钱　枸杞子三钱　石菖蒲三钱　升麻二钱　莲子三钱　甘草二钱

又方：蜀葵子炒熟，每日食之，久则必愈，即夏日莲子。

又方：署葵子仁、莲子、芡实各一两，共研与后药冲服之。

枸杞子五钱　当归三钱　甘草三钱　煎汤一盏，冲前药面一两，数付乃愈。

主症：无甚别苦，但是舌本硬痛，后方主之。

地骨皮二钱　栀子二钱　元参两　生白芍三钱　甘草二钱

主症：有病声哑枯瘦，舌本硬，此乃精亏劳火，日数少者可治，日数多者
主死，后方主之。

元参两　山药两　枸杞两　寸冬五钱　泽泻三钱

主症：温病后哑巴不会言者，此乃肾精，由肺通耳循喉，上络有瘀血，阻
塞之放耳，后方主之。

桔梗三钱　南红花三钱　煎水送清心丸常服之。

主症：偶得时灾，昏聩不能言，后方主之。

莲子二钱　羚羊角末分（原无角末分，后补）　郁金三钱　红花三钱　桃仁二钱　黄芩三钱　甘草二钱　煎汤，送君明治安丸，有小效者，再服之。

主症：善恐易惊，此乃精不会神，后方主之。

枸杞子五钱　枣仁三钱　生淫羊藿三钱　石菖蒲二钱　甘草二钱　冲朱砂服之。

主症：肾亏精热，腰脊疼痛，好卧无力，尺脉虚大者，后方主之。

荷茎两　山药两　骨皮三钱　生白芍三钱　天冬三钱

主症：肾亏腰痛，一身清冷，脉虚大者，后方主之。

附子三钱　狗脊三钱　补骨脂三钱　茯苓三钱　杜仲三钱

主症：肾虚精冷，腰痛，脉迟频者，后方主之。

附子二钱　白术三钱　山药两　杜仲三钱　补骨脂三钱

主症：肾虚精冷，腰痛，脉沉小者，后方主之。

肉桂二钱　白术三钱　附子三钱　茯苓五钱　韭菜子三钱　小茴香二钱

主症：肾虚精冷，脉洪大者，后方主之。

山萸肉二钱　附子二钱　补骨脂三钱　锁阳三钱　龙齿二钱

主症：肾虚滑精，精淡冷者，后方主之。

附子二钱　龙齿二钱　莲须五钱　韭菜子三钱　锁阳二钱　仙茅三钱

主症：滑精虚热，骨软腰痛，头迷，后方主之。

地骨皮二钱　生白芍三钱　山药一两　牡蛎三钱　萹蓄三钱

主症：精淡虚冷，久不受孕，后方主之。

附子三钱　冬虫草二钱　桑螵蛸（原作双硝，考为桑螵蛸，又一说是芒硝、朴硝共称，据方义应是桑螵蛸）五钱　杜仲三钱

主症：脐下空痛，较凉，脉沉者，后方主之。

附子二钱　肉桂二钱　补骨脂二钱　小茴香二钱　白术三钱　甘草二钱

主症：偶然，脐下暴痛，脉缓者，后方主之。

白术二钱　茯苓三钱　附子三钱　甘草二钱

主症：丹田虚损，因寒、因热、因湿，皆痛。今先有火邪，后因寒湿，遏火热于内，脐下暴痛，脉缓大者，前方主之。服前方，后寒始去，脉燥疾者，此是火邪，后方主之。

柴胡根三钱　生白芍三钱　川楝子三钱　厚朴二钱　枳壳二钱　甘草二钱

主症：一身清清冷冷，日久不复，乃是肾阳亏损，后方主之。

天雄三钱　韭菜子三钱　肉桂二钱　人参二钱　炙甘草二钱

主症：无病头昏好睡，此乃脑髓有热，后方主之。

石莲子三钱　黄芩三钱　地骨皮三钱　生白芍三钱

主症：身体懒乏，欲寝，后方主之。

石菖蒲三钱　升麻二钱　莲子两

主症：脑髓昏荡，记性不灵，后方主之。

莲子两　真羚羊角末（原缺角末，后补）钱　甘菊三钱　生白芍三钱　甘草二钱

主症：舌本干枯，而硬者，后方主之。

元参三钱　生地四钱　茯苓三钱　莲子五钱　升麻二钱　甘草二钱

主症：病后耳聋声哑者，难治，但稍聋半语者可治，后方主之。

南红花四钱　石菖蒲二钱　升麻二钱　甘草二钱

主症：因病，心中恐惧，凡事退却不前，后方主之。

黄芩三钱　胆草二钱　远志二钱　石莲子五钱　枣仁三钱　龙齿二钱

主症：一身虚软，烦躁，腰脊疼痛，后方主之。

山药两　桔梗二钱　天冬三钱　泽泻五钱

主症：病虚弱无力，两腿厥逆，后方主之。

龟板三钱　附子三钱　山萸肉二钱　茯苓五钱

主症：一身清冷，栗栗恶寒，面色痿白者，后方主之。

人参三钱　附子二钱　肉桂二钱　鹿角胶三钱　白术三钱　炙甘草二钱

主症：身体虚衰，面色痿白，睡时两腿全卧，而不欲伸，后方主之。

人参三钱　附子二钱　肉桂二钱　鹿角胶三钱　白术三钱　炙甘草二钱　茯苓三钱

主症：身无痛苦，只是一身松懈，此乃骨髓虚然，名为解㑊，后方主之。

石莲子两　山药两　天冬三钱　禹梁石三钱　寒水石二钱　生白芍三钱

又方：地骨皮二钱　石决明两　生龟板五钱　胆草二钱　山药两

主症：头沉昏迷，别无痛苦，时症者，后方主之。

莲子心二钱　黄芩三钱　生白芍三钱　甘菊二钱　甘草二钱

主症：头迷目眩，时症者，亦用前方。久病者，则用后方主之。

寄生两　石莲子两　甘菊二钱　红花二钱　蓼实三钱　甘草二钱

主症：足心热痛，不敢着也，或已痿躄者，后方主之。

天冬五钱　知母五钱　生白芍三钱　地骨皮三钱　禹粮石三钱

又方：元参两　知母二钱　生白芍三钱　白鲜皮三钱　五加皮二钱　天冬三钱

主症：周身无病，但是躁扰不安，此亦骨髓有热，后方主之。

天葵子三钱　天冬三钱　寒水石三钱　石苇二钱　生白芍三钱

主症：躁扰不安，新病卧床，大便干燥，后方主之。

大黄三钱　天葵子三钱　天门冬三钱　生白芍三钱

主症：腰痛，渐渐高鼓支出，后方主之，多服始愈。

山药两　荷茎两　天门冬三钱　天葵子三钱

主症：腹下，偶然攻痛，其来者暴，发动时，有麻冷者，此系奔豚，后方主之。

茯苓三钱　白术三钱　桂枝三钱　生白芍三钱

主症：奔豚，多由惊怖得之，有寒有热，寒者大便行，热者大便燥，大便燥者，后方主之。

柴胡根三钱　生白芍三钱　大黄三钱　枳壳二钱　厚朴二钱　甘草二钱

主症：偶然时灾，骨软身重，此是肾热，后方主之。

石苇三钱　生白芍三钱　胆草二钱　寒水石三钱

主症：心中虚跳，饥不欲食，后方主之。

枸杞子五钱　莲子肉五钱　枣仁三钱　石菖蒲二钱　寸冬三钱　甘草二钱

主症：心中惕惕，如人将捕之状，后方主之。

枸杞子五钱　阿胶三钱　枣仁三钱　茯神三钱　寸冬三钱

主症：身体虚弱，两耳似聋非聋，善忘，心如悬者，后方主之。

龙齿三钱　阿胶三钱　莲子两　茯神三钱　枣仁三钱　寸冬三钱　远志三钱　炙甘草二钱

主症：目不疼痛，渐渐视物不真，谓之盲，如偶病时灾，目盲不能见者主死，不可以此病论，如慢病者，后方主之。

石决明两　草决明五钱　元参五钱　车前子三钱　甘草二钱

主症：诸病面黑，如漆紫之状，或吐血，枯瘦时病主死。胃热上蒸，躁扰不安，喝之而喘，后方主之。

寒水石三钱　生白芍三钱　地骨皮三钱　川黄连一钱

主症：目觉干枯疼痛，此乃肾水不足，后方主之。

生地四钱　泽泻三钱　丹皮二钱　茯苓三钱　山萸肉二钱　生白芍三钱

主症：口热舌干，烦躁不安，脉沉者，后方主之。

元参四钱　川黄连二钱　栀子二钱　地骨皮三钱　甘草二钱

主症：慢病，咽喉肿痛音哑，脉沉者，后方主之。

元参两　天冬三钱　豆根三钱　地骨皮三钱　甘草二钱

主症：黄疸色暗，脉沉，躁扰不安，此乃是肾水壅热之故，后方主之。

地骨皮三钱　栀子三钱　大青叶三钱　连翘三钱　枳壳二钱　厚朴二钱

主症：痢疾脉沉，躁扰不安，此乃是肾热肠澼之病，后方主之。

生白芍三钱　地骨皮三钱　木香二钱　寒水石三钱　川黄连二钱　甘草二钱

手厥阴经心包络病

主症：偶然心中烧热窒塞，气息不通几死者，此乃心包血瘀。急捣桃仁拧水灌之，复用后方主之。

三七三钱　桃仁二钱　郁金三钱　南红花三钱　栀子二钱　甘草二钱

主症：心热吐血色鲜者，乃左心房之血，后方主之。

主症：时症昏聩谵语，后方主之。

郁金三钱　桃仁二钱　莲心二钱　连翘三钱　元参三钱　白芍三钱　犀角一钱　甘草二钱

主症：偶然跌倒，不省人事，少时自还，还后谵语，心中烦热，此乃心包之痫症，后方主之。

郁金三钱　红花三钱　三七二钱　川黄连二钱　甘草二钱

主症：偶然跌倒，几死不还，此谓心包绝症，与以心中窒塞合治。如神昏乱语颠倒，谓之血蒙，后方主之。君明治安丸更主之。

三七二钱　红花三钱　桃仁二钱　天竺黄二钱　甘草二钱　冲片砂五钱　东牛黄分

主症：心热口渴闹心，或忽然嬉笑者，皆用前方。心中痛热，阵阵上冲者，后方主之。

白芍三钱　郁金二钱　胆草二钱　黄芩二钱　甘草二钱

主症：精神恍惚，虚烦不眠，后方主之。

寸冬三钱　生地黄五钱　石莲子三钱　甘草二钱　冲朱砂五钱　调君明治安丸亦可。

主症：心中闷闷不乐，此乃忧郁邪气，气朦敝心包，后方主之。

合欢花三钱　黄花菜两　佩兰三钱　郁金三钱　西红花三钱　甘草二钱　或用君明治安丸

主症：心中忙乱，忽哭忽笑，此亦心包血热，后方主之。

郁金三钱　合欢花三钱　桃仁二钱　莲须三钱　栀子二钱　甘草二钱　调君明治安丸

主症：心中怔忡，惕惕跳动，下通脐，上通咽，后方主之。

远志三钱　枣仁三钱　樟丹二钱（布包）　龙齿三钱　甘草二钱

主症：偶病精神昏愦，心中烦闷，后方主之。君明治安丸更主之。

郁金三钱　桃仁二钱　石莲子三钱　红花三钱　佩兰三钱　甘草二钱

主症：病后，觉从前知识短少，谓之傻，后方主之。

鱼脑石钱　天竺黄钱　镜面砂五钱　牛黄分　共研栀子汤送服。

病后，神昏呆傻，亦用前方。

主症：心中怔忡，觉时畏惧者，后方主之。

寸冬三钱　枸杞子三钱　龙齿三钱　远志二钱　枣仁三钱　炙甘草二钱　调君明治安丸。

主症：神昏欲眠，后方主之。

郁金三钱　红花三钱　石莲子三钱　栀子二钱　甘草二钱

主症：手心烦热，目黄口渴，后方主之。

川黄连二钱　桔梗三钱　寸冬三钱　郁金二钱　甘草二钱

主症：小儿湿疹，多有发于心包者，只有《温疹溯源》方治之，不必另出其方。如女子倒经，心中烦热者，后方主之。（注：《温疹溯源》一书为高愈明早年之著，2015 年由笔者整理出版）

赖瓜子二钱　桃仁二钱　郁金二钱　佩兰三钱　川黄连二钱　甘草二钱

主症：心中烦热，觉时拘紧，如抽时之状，此乃心包病，后方主之。

郁金二钱　栀子二钱　红花三钱　桃仁二钱　青蒿三钱　甘草二钱　调君明治安丸。

主症：肘臂挛痛，心中烦热，后方主之。

南红花三钱　栀子二钱　清风藤三钱　鸡血藤三钱　黄芩三钱　甘草二钱

主症：腋肿掌热，心中烦热，后方主之。

郁金三钱　连翘三钱　南红花三钱　花粉三钱　黄芩三钱　甘草三钱

手少阳三焦经病

主症：时症，已肿发热，脉洪长者，后方主之。

桔梗三钱　花粉三钱　通草二钱　生石膏三钱

主症：时症烦热，干呕不欲饮食，恶油气香，后方主之。

柴胡根三钱　枳壳二钱　黄芩三钱　滑石三钱　生白芍三钱　胆草二钱

主症：发热烦闷，胸部以上汗出，腹满，脉洪长者，后方主之。

生石膏三钱　生白芍三钱　花粉三钱　滑石三钱　胆草二钱

主症：能食过量，大便觉少，渐渐枯瘦，脉滑实者，可谓中消，后方主之。

大黄三钱　生白芍四钱　滑石三钱　川黄连二钱

主症：饮水过量，渐渐枯瘦，脉滑实者，后方主之。

花粉三钱　生石膏五钱　黄芩三钱　滑石三钱　生白芍三钱

主症：如多饮，小便较多，周身枯瘦，溺有浊质者，后方主之。

地骨皮三钱　生白芍四钱　川黄连二钱　寒水石五钱　花粉五钱　滑石五钱

此以上三消之病，初时病轻者可治，病久而重者，虽有方亦不效。

主症：凡病烦热，恶食气者，乃三焦之病，后方主之。

黄芩三钱　枳壳二钱　厚朴二钱　苏梗三钱　陈皮三钱　甘草二钱

主症：凡病不食不饥，形容如故，亦少阳之病，后方主之。

柴胡根三钱　生白芍三钱　枳壳二钱　厚朴二钱　甘草二钱

主症：凡病恶闻油气，乃有两种，一者脂油之火过旺，则恶油气；一者胆液不足，不能消化油汁，则恶油气。三焦之火过旺者，则发热汗出，后方主之。

滑石三钱　黄芩三钱　连翘三钱　生白芍三钱　花粉三钱

主症：夏日枯瘦，饮食少进，三焦之火虚散者，则发虚热，汗出时，常头痛昏迷，后方主之。

生白芍三钱　黄芩三钱　连翘三钱　滑石五钱　花粉三钱

主症：病者发热，阵阵汗出，心下痛热，脉洪长者，后方主之。

生白芍三钱　滑石三钱　黄芩三钱　胆草二钱

主症：缺盆肿痛，心中烦热，脉洪长者，后方主之。

黄芩三钱　花粉三钱　连翘三钱　金银花三钱　生白芍三钱　胆草二钱

主症：目锐眦肿痛，脉洪长者，后方主之。

滑石三钱　赤芍三钱　花粉三钱　通草二钱　丹皮二钱　黄芩三钱　胆草二钱

主症：久病枯瘦，溺有油液，味甜，此症难治，如轻者，后方主之。

生白芍三钱　乌梅二钱　胆草二钱　川黄连二钱　滑石五钱　寒水石三钱

主症：凡时灾发热，腹满，乃是油膜干鼓，此症秋日偏多，鼓甚者主死，后方主之。此症一付难愈，必得照法多服，以愈为度。

生石膏五钱　重者两　滑石五钱　生白芍三钱　胆草二钱　花粉三钱　枳壳二钱
黄芩三钱

主症：肚腹高鼓，疼痛，此乃血分郁火，亦有谷瘀血者，后方主之。

生石膏五钱　滑石五钱　生白芍三钱　胆草二钱　桃仁二钱　南红花三钱　丹皮二钱

主症：小腹一块，高鼓跳痛不敢按，按之痛剧，此乃小腹生痈，无成脓可治，已成脓者无治法，后方主之。

滑石三钱　生石膏五钱　花粉三钱　连翘三钱　生白芍三钱　丹皮二钱　金银花五钱

主症：一身消瘦，腹有水声，面白虚衰，脉濡弱者，又名曰水积，后方主之。

白术三钱　茯苓三钱　猪苓三钱　泽泻三钱　桂枝二钱　干姜二钱　白芷二钱

主症：一身消瘦，气力虚弱，小便溲白，脉洪迟稍长，乃是三焦火力不足，后方主之。

白芷三钱　山奈二钱　白术三钱　天雄三钱　桂枝三钱　甘草二钱

又方：每食饮熊油一小盅，食山核桃仁三个，久则自愈，腹痛消瘦，清冷腹陷，贴腰，此乃三焦病寒，后方主之。

白胡椒二钱　砂仁二钱　白芷二钱　白术三钱　甘草二钱　水煎服，后食山核桃五钱

主症：小便赤而少，心中烦热，阵阵汗出者，此是三焦燥化，后方主之。

天花粉三钱　生白芍三钱　滑石三钱　胆草二钱　黄芩三钱

主症：久病消瘦，口中津液味甜，脉洪长者，此是三焦之气上益，后方主之。

生白芍四钱　胆草二钱　川黄连二钱　滑石三钱　生石膏三钱　花粉三钱

主症：腹中不痛，水泻不止，脉洪长者，后方主之。

滑石三钱　枳壳二钱　厚朴二钱　生白芍三钱　生石膏三钱　通草三钱

主症：偶然热泻，暴注下迫，身中烦热，脉洪长者，后方主之。

白头翁五钱　枳壳二钱　厚朴二钱　木香二钱　川黄连二钱　滑石三钱　生白芍三钱　甘草二钱

主症：臌胀，一身烦热，脉洪长者，乃是三焦油膜枯槁，气泡增大之故。

滑石三钱　柴胡根三钱　枳壳二钱　厚朴二钱　生白芍三钱　花粉四两

主症：耳前后肿，颊肿，烦热，脉洪大者，后方主之。

通草三钱　连翘三钱　黄芩三钱　滑石三钱　生白芍三钱　胆草二钱

主症：耳内似有火邪，浑浑焞焞，听不清楚，耳聋，脉洪长者，后方主之。

桔梗三钱　通草三钱　灯心草钱　连翘三钱　黄芩三钱　生白芍三钱　胆草三钱

主症：肩臑肘臂，疼痛，烦热汗出，脉洪长者，后方主之。

桔梗三钱　桑枝两　通草二钱　黄芩三钱　生白芍三钱　胆草二钱

足少阳胆经病

主症：头昏目眩，耳聋，脉弦细者，此乃胆经之病，后方主之。

柴胡根三钱　黄芩三钱　连翘三钱　生白芍三钱　甘草二钱

主症：口苦咽干，胸中烦满，脉或弦或小者，此乃胆少阳之病，后方主之。

柴胡根三钱　连翘三钱　枳壳二钱　生白芍三钱　黄芩二钱　厚朴二钱　甘草二钱

主症：时灾胁痛，呼吸更痛，不能转侧，脉弦滑者，此乃少阳胆病也，后方主之。

柴胡根三钱　糖瓜蒌五钱　枳壳二钱　厚朴二钱　青皮二钱　生白芍三钱　胆草二钱

主症：恶闻食臭，或形容如放，不欲饮食，或善不息，脉弦小者，后方主之。

柴胡根三钱　枳壳二钱　厚朴二钱　生白芍三钱　元芩三钱　青皮二钱　甘草二钱

主症：惊恐不安，胸中烦热，脉弦弱小者，后方主之。

柴胡根三钱　生白芍三钱　僵蚕三钱　胆草二钱　甘草二钱

主症：偶然跌倒，不省人事，少时即还，此谓之痛，同时惊恐，口干、咽干、头眩，此是胆少阳之病，后方主之。

柴胡根三钱　僵蚕三钱　天竺黄二钱　胆草二钱　生白芍三钱　冲硃砂五分　或调君明治安丸。

主症：口苦咽干，头眩，惊恐不眠，脉弦弱者，乃少阳胆之虚动，后方主之。

柴胡根三钱　僵蚕三钱　茯神三钱　生白芍三钱　黄芩三钱　甘草二钱

主症：妇女经闭，时常惊恐，口苦咽干头眩，脉弦涩弦弱，此皆胆少阳之病者，后方主之。

瞿麦三钱　柴胡根三钱　黄芩三钱　赤芍三钱　丹皮二钱　枳壳二钱　甘草二钱

主症：久病畏惧，凡事不前，魂气不安，脉弦弱者，后方主之。

柏仁三钱　柴胡根三钱　龙齿三钱　僵蚕三钱　琥珀二钱（冲）　生白芍三钱　甘草二钱

主症：凡病朝汗出者，或病早（原作"朝"，通假字）晨重者，脉均（原作"君"，径改）弦细小弱，此皆胆少阳之病，后方主之。

牡蛎三钱　柴胡根三钱　生白芍三钱　黄芩三钱　甘草二钱

主症：疟疾，起于早（原作"朝"，通假字）晨，发后口苦咽干，脉弦者，后方主之。

青蒿三钱　青皮二钱　柴胡根三钱　生白芍三钱　枳壳二钱　厚朴二钱　甘草二钱

主症：久病腹痛，头痛，面起灰尘，而无膏泽，脉弦小者，亦胆经之病，后方主之。

柴胡根三钱　枳壳二钱　黄芩三钱　连翘三钱　胆草二钱　甘草二钱　后兑猪胆汁一匙。

主症：凡病寒热往来者，皆少阳胆病，后方主之。

柴胡根三钱　连翘三钱　生白芍三钱　黄芩三钱　甘草二钱

主症：凡病口苦，或呕吐苦水者，皆是胆气上逆之病，后方主之。

柴胡根三钱　黄芩三钱　枳壳二钱　胆草二钱　生白芍三钱　厚朴二钱　甘草二钱

主症：大便色青，大人乃是胆寒，胆汁下泄也，后方主之。

当归三钱　桂枝三钱　吴茱萸二钱　甘草二钱

主症：小儿粪色青者，乃是因惊，胆汁下泄后，后方主之。

龙齿二钱　枣仁二钱　当归二钱　甘草二钱

主症：恐惧畏寒，两侎缓痛，面色青白，乃是胆寒之症，后方主之。

吴茱萸钱　丁香钱（去盖）　当归二钱　炙甘草二钱

又方：肉桂二钱　丁香钱（去盖）龙齿二钱　甘草二钱

主症：目赤口苦，咽干或兼寒热往来，缺盆肿痛，皆少阳胆经病，后方主之。

柴胡根三钱　黄芩三钱　连翘三钱　夏枯草三钱　生白芍三钱　甘草二钱

主症：如耳前耳后肿者，或项下颈旁，或颊车肿痛，皆用前方主之。

主症：项旁结核，长如马刀者，名曰马刀。如高壮坚硬，名之颊瘿，如堆瘰活动者，名之瘰疬，疬大小不均，谓之疬，皆用后方主之。然马刀颊瘿，为难治之症，非服多药，不能有效，即瘰疬服药消化，亦得服药百日，始可消散，方列于后。

柴胡根三钱　连翘三钱　夏枯草三钱　南红花三钱　黄芩三钱　青蒿三钱　甘草二钱

主症：腿厥骨胫痛，与足节肿痛，后方主之。

柴胡根三钱　青风藤三钱　赤芍三钱　防己三钱　黄柏二钱　丹皮二钱　桑白皮两甘草二钱

足厥阴肝经病

主症：如大人抽搐，两手握紧，此乃肝经风火上拔，后方主之。

钩藤三钱　寄生两　生白芍三钱　黄芩三钱　胆草二钱　柴胡根三钱　甘草二钱

主症：凡小儿抽搐，亦因肝魂虚动，后方主之。

僵蚕三钱　钩藤二钱　胆草钱　生白芍二钱　龙齿二钱　甘草钱

主症：病易惊恐，以有声响，则神魂无主，谓之惊，后方主之。

枣仁三钱　柏仁三钱　僵蚕三钱　茯神三钱　当归三钱　甘草二钱　琥珀二钱（冲）

主症：偶然跌倒，不省人事，目珠直视，还回后，惊恐好怒，此为肝经之痫，后方主之。

生白芍三钱　僵蚕三钱　桂枝二钱　琥珀二钱（冲）　蛇蜕五分（烧灰冲）　龙齿二钱
甘草二钱

主症：病症大热，瘈疭不还，皆是肝经风火摇动，急用后方主之。

胆草三钱　生白芍三钱　黄芩三钱　连翘三钱　郁金三钱　甘草二钱　片砂钱（冲）
牛黄分（冲）。

主症：病常郁忘，好怒，脉弦小者，后方主之。

青蒿二钱　青皮二钱　黄芩三钱　枳壳二钱　夏枯草三钱　甘草二钱

又方：佩兰三钱　香附三钱　丹皮三钱　郁金二钱　黄芩三钱　甘草二钱

主症：如久病，面色青白，恐惧好怒，心中虚跳，此乃肝气不足，不能上化心火，后方主之。

当归三钱　桂枝二钱　茯神三钱　首乌三钱　炙甘草二钱

主症：头目昏眩，郁闷好怒，此乃肝经风火虚动，后方主之。

桑寄生两　石莲子三钱　黄芩三钱　生白芍三钱　甘草二钱

主症：头颠顶疼痛，天寒较甚，或子时后作痛，或痛连颈旁，此乃肝寒头痛，后方主之。

吴茱萸二钱　丁香钱（去盖）　桂枝钱　当归二钱　炙甘草二钱

主症：如目如常，但无所见，此谓青盲，此症难治，后方主之。

山羊角三钱（剉末）　青葙子三钱　石决明两　生白芍三钱　琥珀二钱（冲）　草决明三钱　甘草二钱　萤火虫一个（研面冲）

主症：头痛烦热，脉沉弦者，乃是肝火上冲，后方主之。

生白芍三钱　青黛钱　黄芩三钱　胆草二钱　甘草二钱

主症：因怒吐血，或衄血，脉弦疾，而不浮大者，此乃肝火上冲，后方主之。

生白芍三钱　寄生两　胆草二钱　黄芩三钱　桃仁二钱　甘草二钱

主症：久病虚弱，觉有酸气，由挟车而冲鼻者，此乃肝上经瘀遏之故，后方主之。

碱蓬蒿两　青蒿三钱　甘菊二钱　共煎服之立愈。（碱蓬蒿：为辽宁盘锦地方草药）

主症：久病嗌干，好怒，脉弦者，此乃肝火上冲，后方主之。

生白芍三钱　生地三钱　胆草二钱　黄芩三钱　甘草二钱

主症：青年人，忽然面色痿败，原有三种：一种血瘀下陷；一种肝虚血陷；一种血瘀色萎。血瘀下陷者，唯妇人为多，或崩漏，或经血淋漓，或烦闷腹痛，脉弦疾者，后方主之。

莲房一两　南红花三钱　三七三钱　丹皮二钱　红冠花三钱　甘草二钱

主症：身体虚弱，气息微微，脉沉弱，无烦无热者，后方主之。

当归三钱　鹿草钱　肉桂二钱　首乌三钱　炙甘草二钱

主症：前症悉俱，虚烦好怒，脉沉数者，后方主之。

羚羊角钱　青蒿三钱　黄芩三钱　生白芍三钱　丹皮二钱　甘草二钱　南红花三钱

又方：黄酒一壶，煎南红花三钱，去渣待温，加公鸡冠血一小盅，分二付，早晚服之，三四日必愈。

主症：如青年人，面色痿败，呼吸时，左胸旁痛者，后方主之。

南红花三钱　三七二钱　栀子二钱　郁金三钱　茅根两　桃仁二钱　甘草二钱

主症：时症，胸中烦满，头目昏眩，舌卷囊缩，后方主之。

羚羊角钱　胆草二钱　黄芩三钱　生白芍三钱　青皮二钱　甘草二钱　牛黄分（冲）

主症：腰疼窒塞，不能俯仰，头目昏眩，脉弦疾者，后方主之。

生白芍三钱　胆草二钱　青皮三钱　寄生五钱　丹皮二钱　甘草二钱

主症：女子小腹热肿，脉数疾者，后方主之。

生白芍三钱　川楝子三钱　秦皮二钱　黄芩三钱　甘草二钱　（原缺计量，后补）

主症：妇人阴户肿痛，后方主之。

赤芍三钱　胆草二钱　白鲜皮三钱　瞿麦三钱　萹蓄三钱　甘草三钱

主症：男子肾囊，大而硬者，为溃疝，脉沉弦，弦弱者，后方主之。（原书稿未见处方，疑缺）

主症：阴毛两旁，结肉核横长者，名曰横玄。然横玄有两种：一种无梅毒之横玄；一种有梅毒之横玄，无梅毒之横玄，后方主之。

赤芍三钱　皂刺一两　胆草二钱　丹皮二钱　甘草二钱　此方多服，以内核消过半者为度。

有梅毒之横玄，后方主之。

槐花两　木通三钱　赤芍三钱　大枫子三钱　大黄三钱　皂角子三钱　甘草三钱

又方：凤目草五钱　瞿麦五钱　牙皂二钱　槐花五钱　大黄三钱　皂刺两　甘草二钱

主症：慢病，肢节酸痛，头晕目眩，心烦，脉沉弦者，后方主之。

黄芩三钱　胆草二钱　天冬三钱　柴胡根三钱　茺蔚三钱　甘草二钱

主症：肢节缓慢酸痛，身体衰弱，脉亦虚弱者，后方主之。

柏子仁三钱　枣仁三钱　茺蔚三钱　夜交藤三钱　甘草二钱

又方：当归三钱　何首乌三钱　女贞子三钱　柏子仁三钱　甘草二钱

主症：小儿左胁有形，捻之如饼之形，此乃肝积，名之肥气，俗名饼子病，又俗名血龟，后方主之。

元胡二钱　三七二钱　赤芍三钱　桃仁二钱　青黛二钱　三棱二钱　甘草二钱

大便燥者，加大黄，或隔一二日服用大黄一次，过四岁者，多服此药可愈。如再大者，先服四五剂，后隔一日服一付，二三个月后必愈也。

主症：妇人血崩，忽然大下，色黑紫有块，身心烦热，脉沉疾者，后方主之。

南红花三钱　红鸡冠三钱　莲房两　三七二钱　元胡二钱　甘草二钱　黄芩三钱　生白芍三钱

主症：前症恶俱，身心不烦不热，脉沉虚弱者，后方主之。

当归三钱　茺蔚三钱　莲房一两　三七二钱　阿胶三钱　鹿茸钱　炙甘草二钱

又方：自己顶发烧灰一钱　鹿茸一钱　共研公鸡冠血一盅，黄酒送服。

主症：崩漏血水，虚弱无块者，后方主之。

当归五钱　人参三钱　黄芪五钱（原称箭芪，是箭杆芪，黄芪的别称，北方多称）　南红花三钱　甘草二钱

主症：妇人恶血崩下，烦热者，后方主之。

羚羊角到二钱　白冠花三钱　青蒿三钱　莲房两　夏枯草三钱　甘草二钱

主症：妇人经血淋漓，谓之漏下，烦热，脉沉疾者，后方主之。

生白芍三钱　元胡二钱　三七二钱　凌霄花二钱　红花三钱　黄芩三钱　荷叶三钱
甘草二钱

主症：经血淋漓，腹不痛不闷，只是身体虚衰，脉沉弦弱者主之。

益母草三钱　女贞子三钱　当归三钱　红花三钱　红鸡花三钱　生白芍三钱　甘
草二钱

主症：女子经闭，好怒烦闷，左胁觉痛，脉沉弦者主之。

瞿麦五钱　香附三钱　青蒿三钱　益母草三钱　甘草二钱　多服始愈。

主症：无病之人，左颊见赤，小便风黄，脉虽无病，此欲发温热之病，后
方主之。

黄芩三钱　连翘三钱　胆草二钱　生白芍三钱　甘草二钱

主症：目痛，脉沉弦，好怒心烦者，后方主之。

胆草二钱　黄芩三钱　生白芍三钱　连翘三钱　青葙子三钱　甘草二钱

主症：目昏花，久有烦热，好怒，脉沉，或目起之翳者，皆用后方主之。

石决明两　黄芩三钱　胆草二钱　蔾实三钱　芡实三钱　草决明三钱　生白芍三钱
甘草二钱

主症：痢疾，四肢小有厥逆，脉沉者，后方主之。

吴茱萸二钱　生白芍三钱　当归三钱　木香二钱　益母草三钱　莱菔子三钱　甘
草二钱

主症：左关寸脉沉濡，心下有水声者，名水积病，后方主之。

猪苓三钱　泽泻三钱　白术三钱　吴茱萸二钱　茯苓三钱　丁香钱去盖　桂枝三钱
甘草二钱

主症：肾子肿大，色赤形硬，此乃肝陷，瘀热之病，后方主之。

赤芍四钱　丹皮二钱　瞿麦三钱　萹蓄草三钱　茵陈蒿三钱　青蒿三钱　甘草二钱

又方：凤目草两　黄柏三钱　葡萄籽三钱　捣碎共煎服，立效。

主症：周身瘦软，乃是肝气虚散，宜酸收之品，后方主之。

生白芍三钱　柏子仁三钱　牡蛎三钱　何首乌三钱　当归三钱　甘草二钱

主症：凡胸中，郁闷好怒，心烦脉沉，或弦，或弱，或细，皆肝气内郁之
病也，后方主之。

青蒿三钱　茵陈蒿三钱　黄芩三钱　夏枯草三钱　甘草二钱

主症：周身瘦软，胸中瘀闷，乃是肝气内郁，经气虚散，后方主之。

茺蔚三钱　黄芩三钱　青蒿三钱　生白芍三钱　桑枝五钱　甘草二钱

主症：手指节粗，渐而变硬，不能伸舒者，此乃肝病，瘀于肢节之病，后方主之。

桑枝两　桂枝三钱　青蒿三钱　黄芩三钱　灵仙二钱　青风藤三钱　甘草二钱

《灵兰真传》卷三

头部

　　三阳经皆由出于头，皆有头痛之症。厥阴经上于巅顶，亦有头痛之症。然有经痛和脑痛之别。经痛者跳痛，脑痛者不跳，昏迷而痛。肾属水甚而生精，精生骨髓，髓之海为脑。若肾热上冲则脑髓作痛。如诸般火邪、毒邪，上冲脑髓皆痛。又有风、寒、暑、湿、燥、火感受于经则经痛。感受于脑则脑痛，此头痛之纲要也。头额痛，口渴、发热，气粗面赤，有汗，脉洪者，后方主之。

　　葛根五钱　生石膏三钱　黄芩三钱　连翘三钱　枳壳二钱　犀牛角钱　甘草二钱

　　主症：头痛跳动，寒热往来，口苦咽干，恶油气，脉弦急者，后方主之。

　　柴胡根三钱　生白芍三钱　黄芩三钱　连翘三钱　青蒿三钱　犀牛角钱　甘草二钱

　　主症：发热恶寒，头跳痛连及脑后，脉浮若者，后方主之。

　　桂枝二钱　麻黄二钱　生白芍三钱　蒿本二钱　厚朴二钱　甘草二钱　姜枣为引

　　主症：发热恶寒，头跳痛，肩似拔，腰似折，心烦脉躁急者，后方主之。

　　黄芩三钱　地骨皮二钱　生白芍三钱　连翘三钱　荷叶三钱　犀牛角钱　甘草二钱

　　恶寒头痛，脉迟弱，恶风寒者，此乃风寒头痛，后方主之。

　　川芎三钱　蒿本二钱　防风二钱　辛夷二钱　甘草二钱　川羌活二钱

　　煎服后，发重者不可再服，宜审是否阴虚和火邪。

　　主症：发热汗出，呵嚏，头痛，恶风，脉浮散者，此系风热，后方主之。

　　菊花二钱　黄芩三钱　寄生三钱　生白芍三钱　柴胡根三钱　青蒿三钱　犀牛角钱
连翘三钱　甘草二钱

　　主症：暴头痛，呕吐，脉洪有力，面赤气盛者，此为阳明热气上逆，后方主之。

　　大黄二钱　枳壳二钱　厚朴二钱　葛根三钱　黄芩三钱　石膏三钱　犀牛角钱

甘草二钱

主症：凡头暴痛，脉沉昏聩者，系热毒攻脑，此症危险，最属难治，后方主之。不惯微妄言者，亦后方主之。

黄芩三钱　莲子心二钱　南红花五钱　生白芍三钱　胆草三钱　金银花两　羚羊钱　甘草二钱

主症：头脑终日昏沉，似痛非痛，心中烦热者，此乃阴虚，脉散或躁者，后方主之。

生地三钱　黄芩四钱　桑寄生五钱　石莲子三钱　知母三钱　犀牛角钱　甘草二钱

主症：头痛终日昏沉，似痛非痛，心中恶冷，气短面白，脉沉弱者，此乃阴虚，后方主之。

黄芩三钱　白术三钱　党参三钱　川芎钱　桂枝二钱　当归二钱　甘草二钱

此症最少斟酌用之。

主症：头痛忽发忽止，发时脉弦疾，疼痛难忍者，此名头风，后方主之。

柴胡根三钱　甘菊二钱　黄芩三钱　连翘三钱　桑寄生五钱　犀牛角钱　甘草二钱

主症：头左侧疼痛，忽发忽止，此乃偏头痛，痛时在左，脉弦疾呕吐者，后方主之。

柴胡根三钱　黄芩三钱　生白芍三钱　甘菊二钱　连翘三钱　代赭石三钱　犀牛角钱　寄生五钱　甘草二钱

主症：头右侧疼痛，忽发忽止，发热口渴，呕吐脉洪盛者，后方主之。

生石膏三钱　葛根五钱　黄芩三钱　连翘三钱　花粉三钱　犀牛角钱　甘菊二钱　桑寄生五钱　甘草二钱

主症：头目昏痛，口渴必烦，大便不行，脉散者，此乃燥热头痛，后方主之。

生白芍四钱　花粉三钱　大黄二钱　元明粉二钱　石莲子四钱　桑寄生五钱　知母三钱　犀牛角钱　甘草二钱

主症：头痛忽发忽止，恶风脉浮散者，此亦头风。如心不烦热，面色不赤，后方主之。

辛夷二钱　蒿本二钱　川黄连钱　甘菊二钱　厚朴二钱　苍耳三钱　甘草二钱

主症：头痛忽发忽止，心烦，舌赤，脉数疾者，后方主之。

川黄连二钱　寄生两　白芍三钱　赭石三钱　苍耳三钱　黄芩三钱　犀牛角钱
甘草二钱

主症：头痛日晡必发，日出必止，脉燥急者，后方主之。

葛根六钱　大黄二钱　芒硝二钱　花粉三钱　连翘三钱　犀牛角钱　甘草二钱

主症：头顶痛，鸡鸣时发，呕逆口吐涎沫，脉沉弦者，此乃厥阴头痛，后
方主之。

吴茱萸二钱　桂枝二钱　茯苓三钱　当归二钱　生白芍三钱　厚朴二钱　甘草二钱
或用桂子而去桂枝（原作"芝"，径改）。

主症：头突然暴痛，昏迷不省，脉浮散者，此风毒头痛，乃险症也，后方
主之。

桑寄生两　莲子心钱　黄芩三钱　蓼实三钱　胆草二钱　甘草二钱　甘菊二钱

主症：春日温病，头痛，脉燥急者，后方主之。

柴胡根三钱　黄芩三钱　连翘三钱　青蒿三钱　甘菊二钱　犀牛角钱　甘草二钱

主症：春日温病，口苦咽干，头痛烦热，脉弦急者，后方主之。

柴胡根三钱　胆草二钱　黄芩三钱　生白芍三钱　连翘三钱　犀牛角钱　甘草二钱

主症：夏日头痛，面赤，烦热，脉洪滑者，后方主之。

黄芩三钱　胡芦巴子二钱　葛根五钱　连翘三钱　川黄连二钱　犀牛角钱　甘草二钱

主症：长夏头痛，发热，汗出，口渴，咽干，脉洪者，此热邪头痛，后方
主之。

知母四钱　川黄连二钱　生白芍三钱　生石膏三钱　花粉三钱　葛根三钱　犀牛
角钱　甘草二钱

主症：头痛昏沉，周身沉乏，大便泄泻，脉缓散者，此暑渴，后方主之。

苍术二钱　茯苓三钱　藿香三钱　香薷三钱　通草二钱　厚朴二钱　甘草二钱

主症：头痛昏沉，面赤身重，大便不实，周身烦热，头汗出，脉缓者，后
方主之。

通草二钱　连翘三钱　黄芩三钱　茯苓三钱　香薷三钱　蔓荆子三钱　荷叶二钱
甘草三钱

主症：秋日头痛昏沉，四肢酸软，脉躁疾者，后方主之。

花粉三钱　连翘三钱　黄芩三钱　生石膏二钱　滑石二钱

主症：秋日头痛，腹痛心烦，目久耳聋，烦热，麻冷，大便泄泻，脉躁疾者，后方主之。

生石膏三钱　花粉三钱　滑石三钱　柴胡根三钱　黄芩三钱　厚朴三钱　甘草二钱

主症：秋日感冒，头痛咳嗽，呵嚏，恶寒，鼻流清涕，脉缓弱者，后方主之。

苏叶二钱　麻黄钱　陈皮二钱　桂枝钱　甘草二钱　厚朴三钱　姜枣为引

又方：薄荷二钱　甘菊二钱　防风二钱　蒿本二钱　辛夷二钱　厚朴二钱　甘草二钱

主症：冬日头痛，体不痛不麻冷，脉沉滑者，后方主之。

地骨皮三钱　生白芍三钱　石莲子四钱　栀子二钱　川黄连二钱　犀牛角钱　甘草二钱　莲子三钱

主症：头昏目眩，自觉地转地动，此乃风火上冲，脑气不安，后方主之。

桑寄生两　莲子三钱　蓼实三钱　胆草三钱　生白芍三钱　柴胡根三钱　犀牛角钱　甘草二钱　水煎冲鱼脑石钱，片沙五钱

主症：头迷昏眩，心烦脉弦急，终年累月不愈者，此脑髓虚热作痛，后方主之。

桑寄生五钱　莲子三钱　龙骨二钱　柴胡根三钱　黄芩三钱　生白芍三钱　甘草二钱

主症：头痛脉沉，终年不愈者，此乃精髓下陷，脑热作痛，后方主之。

石菖蒲三钱　升麻钱　建莲子五钱　荷叶三钱　蓼实三钱　甘草二钱

主症：头肿面赤，气盛脉洪，头痛者，此系大头瘟，后方主之。

荷叶三钱　薄荷叶三钱　蔓荆子三钱　连翘三钱　槐花三钱　黄芩三钱

犀牛角钱　甘草二钱　水煎服，大便七八日不行者，加大黄二三钱；再不行者，渐多加之，以行为度。

主症：热气上冲头痛，烦热、惊狂，肋满或指头微凉者，后方主之。

胆草三钱　黄芩三钱　生白芍三钱　柴胡根三钱　莲子三钱　钩藤三钱　甘草二钱　寄生五钱

主症：头暴痛，身大热，咳嗽汗出，呼急若绝，恶风寒，舌上黄者，后方主之。

花粉三钱　桔梗三钱　槐花三钱　元明粉二钱　葛根五钱　生石膏三钱　甘草二钱

主症：头痛项强，足下热，不欲言，后方主之。

地骨皮三钱　天冬三钱　生白芍三钱　冬葵子三钱　寒水石三钱　莲子三钱
甘草二钱

目部

肝开窍于目。目之瞳神属水，黑珠属肝，白珠属肺，上眼胞属胃，下眼胞属脾，大眼角属大肠，小眼角属小肠。肾属水，水之粹为精，精光见寒则旺，见热则晕。凡目痛外因风火暑湿燥热，内因七情之火冲。总之，多是心肝二经。凡治目痛皆宜清宣静，使邪气消灭，万不可用酷热风燥之品，此乃治目之要领也。

主症：风火目痛，六七日自愈，愈后左痛传右，右痛传左，脉浮，或洪、或弦、或数，皆用后方主之。

连翘三钱　甘菊二钱　黄芩三钱　茺蔚子三钱　双花二钱　犀牛角钱　甘草二钱

主症：春日目痛，红肿羞明，脉弦数心烦，后方主之。

柴胡根三钱　生白芍三钱　茺蔚子二钱　草决明二钱　胆草二钱　黄芩三钱　犀牛角钱　甘草二钱

主症：夏日目痛，心烦红赤，羞明者，后方主之。

川黄连二钱　葛根三钱　蓼实三钱　草决明二钱　生白芍二钱　栀子二钱　犀牛角钱　甘草二钱

主症：秋日目痛，口渴烦热，脉浮散者，后方主之。

桑叶二钱　黄芩三钱　元参三钱　知母三钱　草决明三钱　茺蔚子三钱　犀牛角钱
甘草二钱

主症：冬日目痛，脉沉躁烦，目赤甚者，后方主之。

地骨皮二钱　元参三钱　赤芍三钱　南红花三钱　蓼实三钱　黄芩三钱　胆草二钱
犀牛角钱　甘草二钱

以上目痛赤甚者，皆当加红花、荷叶。

主症：冬日目痛，恶寒，目赤脉沉疾者，后方主之。

荷叶三钱　薄荷叶二钱　栀子二钱　草决明二钱　茺蔚子三钱　黄芩三钱　连翘三钱
生甘草二钱

主症：目痛赤烂，常愈常发，心中烦热，脉沉疾者，后方主之。

胆草二钱　黄芩三钱　草决明三钱　芡实三钱　蓼实三钱　犀牛角钱　生白芍三钱　栀子二钱　黄连二钱　甘草二钱

主症：目痛红如血片，心烦懊恼，沉数，或脉沉细，后方主之。

南红花三钱　荷叶三钱　蓼实三钱　青葙子三钱　川黄连二钱　胆草二钱　犀牛角钱　甘草二钱

主症：目中云翳，干涩而痛，昏花羞明，脉沉疾或沉细，后方主之。

生地五钱　元参四钱　石决明两　草决明三钱　芡实三钱　胆草二钱　黄芩三钱　犀牛角钱　甘草二两

主症：目痛甚，云翳遮睛，目珠凸出，一小泡者，即用后方主之，否则必瞎。

胆草二钱　黄芩三钱　青葙子三钱　蓼实三钱　草决明三钱　生白芍三钱　柴胡根三钱　犀牛角钱　甘草二钱

主症：目痛昏花，羞明，时有一筋抽制作痛者，是乃脑气筋痛，不治必瞎，无论脉沉、脉细、脉数、脉迟，皆用后方。

桑寄生六钱　石莲子四钱　犀牛角钱　草决明三钱　芡实三钱　青葙子三钱　石决明两　生白芍三钱　黄芩三钱　甘草二钱

主症：目痛羞明，口渴烦热，此乃肾阴损，后方主之。

车前子三钱　冬葵子三钱　元参三钱　生地五钱　生白芍二钱　甘草二钱　青葙子二钱

主症：目痛不赤，昏花不明，发热泪出，此乃肝肾有热，后方主之。

地骨皮三钱　生白芍三钱　胆草二钱　黄柏二钱　车前子三钱　草决明三钱　生甘草二钱

主症：目赤痛疼，身热舌黄，恶风寒，后方主之。

葛根五钱　槐花五钱　花粉三钱　桔梗三钱　草决明二钱　蓼实三钱　甘草二钱

主症：目黄干痛，日晡痛剧，口渴身热或紧麻者，后方主之。

大黄三钱　元明粉三钱　槐花五钱　花粉二钱　蓼实三钱　知母三钱　葛根五钱　甘草二钱

又方：地骨皮二钱　元参四钱　莲子心二钱　胆草二钱　蓼实三钱　黄芩三钱　草决明二钱　犀牛角二钱　甘草二钱

主症：眼边赤烂，羞明干花，疼痛，脉沉数，沉弦，沉疾者，后方主之。

桑叶三钱　薄荷叶二钱　荷叶三钱　南红花三钱　黄芩三钱　连翘三钱　甘草二钱犀牛角钱　草决明二钱

又方：黄碘汞钱　冰片五钱　炉甘石钱　元明粉五钱　共研细，凡士林一两调成膏，治眼边赤烂。

主症：目干，干花，青盲，无论何脉，后方主之。

羚羊角钱　桑寄生两　草决明三钱　车前子三钱　青葙子三钱　石决明两　生甘草二两

主症：目渐盲，瞳子渐大，不痛者，终久必瞎，后方主之。

乌梅二钱　生白芍六钱　羚羊角钱　青葙子三钱　芡实三钱　石决明两　甘草二钱

主症：目渐花，瞳子渐缩，若此者，终久必瞎，后方主之。

青蒿三钱　青羯羊角三钱　青木香二钱　胆草二钱　当归二钱　南红花三钱　蓼实三钱　甘草二钱

主症：女子经血不调，目痛目赤，如血片，脉沉弦，沉疾者，后方主之。

南红花三钱　荷叶三钱　桃仁二钱　丹参三钱　丹皮二钱　生白芍三钱　黄芩三钱生甘草二钱　胆草二钱

主症：怒火目痛，常发常止，脉沉数者，后方主之。

生白芍三钱　枳壳二钱　青皮二钱　黄芩三钱　厚朴三钱　草决明三钱　青葙子三钱　甘草二钱

主症：风火目痛，常发常止，头昏恶风，脉浮洪散者，后方主之。

桑叶三钱　菊花二钱　黄芩三钱　青蒿二钱　寄生五钱　柴胡根三钱　生白芍三钱草决明三钱　甘草二钱

主症：急火目痛，心烦目赤，脉沉疾，常发常止，后方主之。

栀子二钱　川黄连二钱　生白芍三钱　柴胡根三钱　蓼实三钱　青葙子三钱　黄芩三钱　甘草二钱

主症：冲火目痛，脉沉细，似寒，终身不愈，常愈常止，心中烦闷，后方主之。

佩兰三钱　栀子二钱　南红花三钱　石菖蒲二钱　黄芩三钱　蓼实二钱　芡实三钱青蒿三钱　枳壳二钱　生甘草二钱（剂量后补）

主症：湿热目痛，烦闷头昏，视物涨大，身体丰盛，脉洪缓者，后方主之。

荷叶三钱　谷精草二钱　菊花二钱　蔓荆子三钱　草决明三钱　葛根四钱　黄芩三钱　枳壳二钱

主症：风湿目痛，眼边赤烂，目黄刺痒，或长夏头昏，体重，脉缓者，后方主之。

甘菊二钱　蔓荆子三钱　桑叶三钱　葛根三钱　柴胡根五钱　黄芩三钱　荆芥穗钱　生甘草二钱

主症：风燥目痛，口干心烦，大便不行，目中干痛，白珠不赤，不黄，脉散者，后方主之。

知母三钱　大黄二钱　元明粉二钱　生白芍三钱　元参三钱　甘菊二钱　莱菔子二钱　甘草二钱

主症：冬日表有风寒，内有冲火，而目痛，脉沉迟，或沉疾者，后方主之。

薄荷叶二钱　荷叶三钱　生白芍三钱　黄芩三钱　胆草二钱　蓼实三钱　青葙子二钱　甘草二钱

主症：时在长夏，相火旺时，外感湿热，目痛红肿，此为火湿目痛，脉洪缓者，后方主之。

黄连二钱　栀子二钱　谷精珠三钱　蔓荆子三钱　通草二钱　黄芩三钱　蓼实三钱　甘草二钱

主症：目赤疼痛，口渴舌干，大便不行，脉沉数者，此为火燥目痛，后方主之。

大黄二钱　元明粉二钱　栀子三钱　知母三钱　生地二钱　莲子三钱　甘草二钱　青葙子三钱

主症：目暴痛，服药百般不止者，乃脑髓作痛，其目必瞎，后方主之。

寄生两　石莲子五钱　胆草三钱　生白芍三钱　地骨皮二钱　冬葵子三钱　车前子三钱　生甘草二钱　水煎服，另用麻黄一分，研细兑明目至宝丹，点眼上，立能止痛。

耳部

肾开窍于耳，少阳脉循行耳之前后，太阳之脉，又入耳中。凡耳肿痛、跳痛，不是太阳火邪，即是少阳风火。如耳聋、耳鸣、分为数种。有风寒暑湿燥火遏于太阳、少阳经中者，有风寒暑湿燥火伤于脑髓者，各宜选方治之。

主症：春日耳部跳痛，头晕目眩，口苦咽干，脉弦急者，后方主之。

柴胡根三钱　连翘三钱　夏枯草三钱　胆草二钱　黄芩三钱　生白芍三钱　犀牛角钱　甘草二钱　并治四时耳中跳痛。

主症：夏日耳中跳痛，心烦小便赤，脉数者，后方主之。

川黄连二钱　栀子二钱　黄芩三钱　柴胡根三钱　生白芍三钱　胆草二钱　广角钱　甘草二钱

主症：长夏耳中闷热，跳动面赤，气粗身热重，头沉小便不利，脉洪缓者，后方主之。

通草二钱　蔓荆子三钱　甘菊二钱　黄芩三钱　柴胡根三钱　犀牛角钱　木通二钱　甘草二钱　连翘三钱

主症：秋日口渴舌干，大便干燥，耳中跳痛，脉散者，后方主之。

栀子二钱　酒大黄二钱　元明粉二钱　柴胡根三钱　连翘三钱　牛蒡子三钱　黄芩三钱　犀牛角钱　甘草二钱

主症：冬日耳中跳痛，恶寒脉沉数者，此是寒邪束表，内有冲火了，后方主之。

薄荷叶二钱　麻黄钱　连翘三钱　柴胡根三钱　黄芩三钱　青蒿三钱　生甘草二钱　犀牛角钱

主症：风火而痛，发热心烦，忽忽有声，脉浮散而数者，后方主之。

甘菊二钱　薄荷叶二钱　黄芩三钱　连翘三钱　胆草二钱　路路通三钱　犀牛角钱　生甘草二钱

主症：风湿耳痛，头沉耳中烦闷，或在长夏，或在四时，脉缓散者，后方主之。

蔓荆子三钱　甘菊二钱　薄荷叶钱　荆芥穗钱　黄芩三钱　胆草二钱　连翘三钱

生甘草二钱

主症：风燥而痛，一身清冷，恶风，口干舌燥，大便不行，脉微散者，后方主之。

大黄二钱　知母三钱　元明粉二钱　连翘三钱　柴胡根三钱　夏枯草三钱　黄芩三钱　甘草二钱

主症：风寒耳痛，乃因寒邪束表，冲火于内，而作痛，脉沉数者，后方主之。

薄荷叶二钱　荷叶三钱　通草二钱　连翘三钱　黄芩三钱　柴胡根三钱　犀牛角钱　生甘草二钱

主症：长夏相火之令，湿邪又盛，人感受火邪，又兼湿气耳痛者，脉必洪缓，后方主之。

通草二钱　连翘四钱　蝉蜕二钱　黄芩三钱　柴胡根三钱　犀牛角钱　甘草二钱

主症：湿热而痛，大便不实，舌苔白滑，耳中烦闷，身体沉重，脉洪者，后方主之。

黄连二钱　木通二钱　荷叶三钱　连翘三钱　通草二钱　黄芩三钱　柴胡根三钱　甘草二钱

主症：火燥而痛，口渴舌干，大便不行，脉微散者，后方主之。

黄芩三钱　大黄二钱　元明粉二钱　连翘三钱　柴胡根三钱　知母三钱　生地三钱　甘草二钱

凡耳聋兼肿者，皆系毒火。方中宜加金银花、花粉，亦有加地丁、蒲公英者。

主症：冒受风邪，耳聋无闻，忽忽有声，脉浮洪散者，后方主之。

薄荷叶二钱　荆芥穗二钱　甘菊二钱　黄芩三钱　连翘三钱　柴胡根三钱　路路通二钱　通草二钱　甘草二钱

主症：火邪耳聋，心烦闷热，脉数疾者，后方主之。

黄连三钱　栀子二钱　黄芩三钱　路路通三钱　南红花三钱　夏枯草三钱　犀牛角钱　甘草二钱

主症：耳中昏沉不清，耳聋脉洪缓，头沉身重者，后方主之。

蔓荆子三钱　路路通三钱　连翘三钱　夏枯草三钱　黄芩三钱　柴胡根三钱　甘菊二钱　生甘草二钱

又一治法，凡沉闷，耳聋，用手摄住鼻孔，使气攻鼓两耳，或有偶然而愈者。

又方：凡耳聋，用青粉二钱，射干一钱，巴豆少许共研，分三次，装葱心内，塞入耳中，每次三天，三次尽自愈。

主症：年进四十脑气将衰，耳鸣欲聋者，后方主之。

石莲子三钱　苍耳子三钱　寄生两　生白芍三钱　生地黄三钱　犀牛角钱　甘草二钱

耳中出脓，名之耳底，用香油调黄碘、冰片少许，滴耳内自愈。

又方：山核桃肉，放勺内炒焦，以火点着，将勺侧倾，以瓷器接之，必有油出，此有油出，此油调黄碘、冰片少许，滴入耳中，名滴耳油，治耳底最效。

鼻部

肺开窍于鼻，鼻又上通脑髓，神经最敏，故臭五味，鼻痒呵嚏者风。鼻流清涕，恶寒者寒。鼻流清涕发热者，不是表热，即是脑热。头沉重，闭塞无臭者，原是湿邪壅滞。鼻干枯者肺气燥。鼻赤者，火邪甚。鼻孔赤烂者，气热。鼻常流臭者，名之鼻渊。鼻有鼻肉者，名曰鼻痔。此鼻痛之大略也。

鼻有鼻衄一证，其证有轻，有重，轻者鼻中出血，治之必止。重者，必暴衄血，堵（原作杜，径改）鼻则从口中从出。年轻人，春夏有因鼻衄而死者，脉盛躁急者死，后方主之。

大黄二钱　桃仁三钱　寄生两　三七二钱　生白芍三钱　黄芩三钱　柴胡根三钱
甘草二钱

主症：鼻赤肿痛，脉洪者，后方主之。

桔梗三钱　牛蒡子三钱　花粉三钱　黄芩三钱　连翘三钱　甘草二钱

主症：常人鼻赤，名酒糟鼻，后方主之。

栀子三钱　丹皮三钱　南红花三钱　桔梗三钱　荷叶三钱　连翘三钱　甘草二钱　黄芩三钱　（注：此方原无剂量，据本书用方规律，由笔者补添，供参考）

又方：栀子皮五钱　桔梗三钱　南红花三钱　天花粉三钱　共研极细，凉水调敷鼻上，夜晚一日，各一次煎服汤药，七日必愈。

主症：鼻孔气臭不可闻，后方主之。

菊花三钱　辛夷三钱　薄荷二钱　苍耳子三钱　荆芥穗钱　黄芩三钱　青蒿三钱

甘草二钱

又方：用荆芥穗三钱，熬水一碗去渣，调石碳酸五分，烧酒溶化，薄荷冰五匣兑水内，将此水抽入鼻中洗之，一日数次，煎服汤药自愈。

鼻流臭水，与鼻出臭气法治同。

主症：鼻流清涕，有寒热两种，寒者清冷，恶寒；热者烦燥，恶热；鼻流清涕恶寒者，后方主之。

苍耳子三钱　辛夷二钱　荆芥穗二钱　麻黄二钱　杏仁二钱　甘草二钱　煎服出汗，引用姜水。

主症：鼻流清涕，头昏心烦，恶热者，后方主之。

牛蒡子三钱　花粉三钱　黄芩三钱　桔梗三钱　金银花四钱　甘草二钱

主症：鼻痒呵嚏，是伤风邪，后方主之。

薄荷叶二钱　防风二钱　荆芥穗钱　连翘三钱　甘草二钱　辛夷二钱

主症：鼻寒不知香臭者，后方主之。

辛夷花、苍耳子二味煎汤，冲雄黄一钱，服之汗出自愈。或常服苍耳子苗、尖煎水饮之，自愈。

口部

脾开窍于口，阳明之脉又环唇之上下。上唇属胃，下唇属脾，唇青者风，唇白者寒，唇赤则火，唇紫则血瘀，唇干裂燥火，唇肿胀者温热。口歪斜者风，口禁不能言者，风而兼燥，口流涎者湿热，口起泡者，余热之毒，此口病之大略也。

咀上唇忽然掀肿者，乃是阳明冲热，后方主之。

葛根六钱　黄芩三钱　生石膏三钱　花粉三钱　连翘三钱　甘草二钱　槐花二钱

咀下唇忽然掀肿者，多是脾有冲热，后方主之。

川黄连六钱　大黄钱　连翘三钱　花粉三钱　犀牛角钱　生白芍三钱　甘草二钱

口痛赤烂者，后方主之。

栀子三钱　黄芩三钱　花粉三钱　生白芍三钱　连翘三钱　犀牛角钱　甘草二钱

又方：生蒲黄钱　冰片钱，共研，搽之立愈。

咀唇赤紫，肿痛，后方主之。

青葙子苗两 无苗用子三钱　南红花三钱　栀子二钱　黄芩三钱　生白芍三钱

槐花三钱　甘草二钱

口内忽然起紫泡，其长甚速，此名葡萄毒，用针刺破，吭出血水，自愈。

口臭方：鲜紫苏、鲜荷叶，煎水漱口自愈。

牙部

牙痛总方：葛根两　生地黄五钱　连翘三钱　黄芩三钱　花粉三钱　甘草二钱　水煎服，大便干燥加大黄三钱、元明粉三钱

牙痛又方：薄荷三钱　黄芩三钱　连翘三钱　槐花五钱　生石膏三钱　甘草二钱

牙龈肉红紫出血方：栀子三钱　郁金三钱　南红花三钱　川黄连二钱　地骨皮二钱　犀牛角钱　甘草二钱

主症：牙痛脉沉细者，后方主之。

骨碎补三钱　桑椹三钱　附子二钱　麻黄二钱　细辛钱　甘草二钱

牙痛搽药方：冰片、薄荷冰、生石膏、蟾酥（前四味药，原无剂量）共研极细，名清骨散，牙痛搽之最效。

又方：搽牙散：雄黄钱　荜茇钱　蟾酥五厘　冰片分　共研极细，搽牙最效。

又牙痛漱药方：附子二钱　干姜二钱　良姜二钱　荜茇二钱　雄黄二钱　共煎水漱牙。

又牙痛熏药方：料斗花子兑汉烟内，用烟袋对痛处，吸之即愈。

又方：韭菜子兑烟内，吸之亦愈。

牙根赤烂方：人中白、儿茶、冰片共研搽之。（原无剂量）

主症：牙根出血，名牙宣，后方主之。

骨片三钱　桃仁三钱　白芍三钱　黄芩三钱　生地黄三钱　栀子二钱　甘草二钱

主症：下牙根肿痛，按之有核梗者，此为牙痈，后方主之。

花粉三钱　连翘三钱　黄芩三钱　双花五钱　栀子二钱　犀牛角钱　甘草二钱

以刀针刺之，或出紫血，或出脓者，自愈。

小儿牙落再不出者，鼠骨散搽之牙必自出。

鼠骨烧炭钱　冰片分　常搽之牙必自出。

离骨散方：红矾两、白矾两，用大黄瓜一条，将黄瓜尖切去寸许，将黄瓜瓤挖去把药装里，结扎其口，挂在风凉之处，待秋后黄瓜外有白霜者，抢下听用。此霜对熟石膏等分，麻药少许，牙痛甚，欲摘去者，将此霜抹牙根，周围牙必自落。

牙关紧闭，针刺颊车三分，针行一小时自愈。或用乌梅搽牙，或用皂角末少许搐鼻内，使之呵嚏，牙关自开，颊车在耳轮下八分，按之陷处是穴。上下火牙痛，针颊车穴立止，左痛针左，右痛针右。

门牙痛，刺巨分下三分立止，离口角三分再上三分。

牙漏方：韭菜地蚯蚓晒干，按粗细塞入漏孔，久之自愈。

舌部

心开窍于舌，又曰舌为心之苗。凡舌病多属于心，舌赤者，风火。舌肿者，瘀热。舌干者，热燥。肾脉挟舌本，舌根硬者，肾火。脾脉挟舌本，津核干者，脾不生津。舌卷者，厥阴风火；表寒者，舌苔色白而薄；湿热者，色白而厚；有毒热者，色白形厚而浊。舌苔黄者，火邪；苔长渐至舌尖者，病进；由舌尖渐退者，则病退；舌黑者，燥火至极；由白而黄者，由热而化火；舌赤烂起刺不知五味者，燥火，此舌病之大略也。

主症：忽然舌赤，心烦此乃小火冲炽，后方主之。

郁金五钱　栀子二钱　川黄连二钱　寸冬二钱　桃仁二钱　南红花三钱　甘草二钱

主症：忽然舌紫黑肿胀，神昏烦闷，此乃必有热毒，后方主之。

郁金四钱　桃仁三钱　南红花三钱　金银花五钱　地丁两　栀子二钱　蒲公英五钱　甘草二钱　蚤休三钱

舌肿烂方：生蒲黄钱　梅冰片分　人中白五分　儿茶五钱　共研搽之。

弄舌疯方：蛇衔草二钱　蚤休三钱　栀子三钱　郁金三钱　天竺黄二钱　甘草二钱

舌出血不止方：桃仁三钱　郁金三钱　川黄连二钱　石榴皮三钱　没石子三钱　白矾二钱　醋煎汤漱口用。

舌根硬方：针舌下赤络，血出自愈，中风舌不能言者，不在此例。

舌常干枯方：寸冬三钱　知母四钱　生白芍三钱　郁金三钱　花粉三钱　甘草二钱

又方：口中常含乌梅，久则愈。

咽喉部

喉在前，而咽在后，喉为呼吸之门，咽为食入之管。咽只有咽干，咽肿，咽烂之三症。喉痛之证多端，三阴三阳十二经气皆循于喉，喉又为经行窄狭之路，凡有热（原作"冲"字，语句不通，径改）火上冲，皆能结于喉间而作肿痛。然肺掌呼吸之权，而肺火喉痛者偏多，喉痛而起疙瘩名乳蛾，喉周围赤烂者，谓之烂喉痧证，喉上发肿变脓者，为之喉痈。声哑喉痛者，为之喉痹。温病喉色变白，钳之如筋膜者，此乃白喉。如肺气枯燥，声带不清则哑，声带肿胀，燥涩软弱，皆主声哑，此治咽喉诸症之要领也。

主症：喉红紫疼痛，心烦脉数，或红者，后方主之。

黄芩三钱　郁金三钱　栀子三钱　金银花五钱　柴胡根三钱　甘草二钱

主症：喉上漫肿疼痛，后方主之。

花粉三钱　桔梗三钱　黄芩三钱　浙贝二钱　金银花五钱　甘草二钱

喉痛肿疼，六七日者，以针刺出痈脓，再服前方。

主症：喉旁起疙瘩，在一旁者，名为单乳蛾，两旁皆有者，名为双乳蛾，后方主之。

声哑喉痛者，名为喉痹，亦用后方主之。

桔梗三钱　金银花五钱　豆根二钱　元参四钱　花粉三钱　黄芩三钱　犀牛角钱　甘草二钱

又方：射干二钱　金果榄（原作兰）二钱　黄芩三钱　连翘三钱　牛蒡子三钱　金银花五钱　甘草二钱　乳蛾过五日者，以刀刺出脓血，再服前方自愈。

喉门不利声哑方：寸冬三钱　双花五钱　胖大海三钱　桔梗三钱　黄芩三钱　甘草二钱

主症：偶伤寒热，声音不清，喉线不利，声哑方。

白菊花二钱　黄芩三钱　连翘三钱　蝉蜕三钱　甘草二钱　寸冬二钱

喉线软弱声哑方：没食子、白矾，用醋酒煎好去渣，搅鸡子清，新病者可治，哑痨者，此方不效。

烂喉痧方：青黛二钱　枯矾二钱　人中白二钱　冰片二钱　雄黄二钱　共研吹喉内。

腮部

主症：受风寒而恶风寒，颊车与腮并硬，牙关不开，后方主之。

麻黄二钱　熟石膏三钱　羌活二钱　防风二钱　杏仁二钱　桂枝二钱　甘草二钱　服后出汗，服药后针两腮颊（颊字，原缺，据文义补）车穴。

小儿腮肿方：牛蒡子三钱　桔梗三钱　黄芩三钱　连翘三钱　花粉三钱　甘草二钱

主症：温毒腮肿，众人传染者，后方主之。

南红花三钱　金银花五钱　连翘三钱　花粉三钱　黄芩三钱　牛蒡子三钱　甘草二钱　腮肿与耳下肿同治。

项部

一、项旁深硬高鼓，推之不动者为瘿，乃因厥阴肝经之脉，不能上交巅顶，陷于此处所致。

二、项旁有核，推之活动，大小数枚者为瘰，此乃少阳相火瘀结所致。

三、项旁有核，推叠不平者，为瘰，原是少阳相火久瘀所致。

四、项旁有核，疬疬而起者，为之病，此因少阳温火毒热而致。

五、项旁肉赘，底细者为瘤，瘤因血络瘀积，愈鼓、愈长、愈大，故底较细。

项旁肉赘坚硬高壮，底粗者为瘿，凡此数药方，对病亦非一药能愈，故必得经年经月服药，将可清散。

瘿，肝主筋，肝气变动，筋膜瘀积，愈积愈长，故瘿形坚硬甚，质是筋膜，是症难治。

治漏方，漏最难治，非多服不能愈。

青蒿五钱　茺蔚五钱　连翘三钱　丹皮三钱　柴胡三钱　黄芩三钱　甘草二钱

又方：檞叶心三钱，冬日用风眼草　夏枯草两　丹皮三钱　茺蔚五钱　连翘三钱

甘草二钱　升麻二钱

鼠疮方：柴胡根三钱　连翘三钱　夏枯草三钱　黄芩三钱　生白芍三钱　胆草二钱　甘草二钱

气瘰火瘰方，佔火佔气犯者是：枳壳二钱　胆草二钱　黄芩三钱　生白芍三钱　柴胡根三钱　夏枯草五钱　牡蛎三钱　甘草三钱

妇人鼠瘰方：南红花三钱　黄芩三钱　枳壳二钱　荷叶三钱　夏枯草五钱　柴胡根三钱　生白芍三钱　甘草二钱　连翘三钱

治火瘰方：牛蒡子二钱　夏枯草三钱　桔梗五钱　柴胡根二钱　连翘四钱　通草二钱　生白芍三钱　生甘草二钱

治瘿方：丹皮三钱　生白芍三钱　夏枯草五钱　白芥子二钱　连翘三钱　乌梅钱　茺蔚五钱　甘草二钱

又方：甘草二钱　甘遂一钱　白芥子三钱　赤芍三钱　共研极细，醋对蜂蜜调。

治瘤方：芫花钱　甘遂钱　煎水煮丝线，缠瘤细底上，日久再缠，其底渐细，其瘤自落。

肩臂部

肩背缺盆和肘手，乃手三阴、手三阳经行之地。三阳经行于外廉。三阴经行于内廉。手厥阴病臂肘痛掌中热。手少阴心经之病，臑臂内后廉痛，掌中热。手少阳三焦病，肩臑肘臂外廉重。手太阴肺经痛，臑臂内前廉痛，恶风恶寒汗出。手阳明大肠经病，肩前臑及缺盆肿痛。手太阳小肠经病，肩痛似拔，臑痛似折。

主症：肘臂拘紧，痛不可伸，肘挛拘急或兼掌中热，或兼心烦，此手厥阴心包络之经火痛，脉沉滑，后方主之。

郁金四钱　栀子三钱　黄芩三钱　胆草二钱　川黄连二钱　甘草二钱　桑枝五钱

主症：心烦面赤，脉沉数，臑臂内后廉痛，甚则手凉而厥，掌中热，此乃少阴心经臂痛，用后方。

南红花三钱　桃仁三钱　栀子二钱　郁金三钱　桑枝两　甘草二钱

主症：肩臑肘臂外廉肿痛，烦热，此乃手少阳三焦经病，后方主之。

柴胡根二钱　滑石三钱　花粉三钱　桑枝两　黄芩三钱　甘草二钱

主症：臑臂内前廉痛，汗出恶风恶寒，此乃太阴经病，后方主之。

桑枝二两　桔梗三钱　黄芪五钱　苍术二钱　仁米两（注：疑似薏苡仁，本草称米仁）甘草二钱

主症：肩前臑，及缺盆痛，或兼鼻干，周身紧麻，此手阳明大肠经病，后方主之。

桑枝二两　桔梗三钱　花粉三钱　寸冬三钱　甘草二钱　槐枝二两

主症：肩痛似拔，臑痛似折，心中烦热，乃是手太阳之病，后方主之。

黄芩三钱　桑枝二两　胆草二钱　生白芍三钱　荷叶三钱　地骨皮二钱　甘草二钱

肩肿方：连翘四钱　花粉三钱　桑枝两　金银花五钱　黄芩三钱　黄芪五钱　甘草二钱　槐花五钱

肩臂疼方：桑枝两　桔梗三钱　玉竹三钱　五加皮二钱　灵仙二钱　黄芩三钱　寸冬二钱　甘草二钱

肘臂麻木疼痛方：桑枝一两　灵仙二钱　五加皮二钱　海风藤三钱　青风藤三钱　老鹤草三钱　甘草二钱

又方：防己三钱　鸡血藤三钱　菟丝子五钱　桑枝两　玉竹三钱　茯苓三钱　甘草二钱

主症：肘臂风寒麻木，脉迟恶风寒者，后方主之。

川乌二钱　桂枝三钱　当归三钱　灵仙三钱　五加皮二钱　苍术三钱　炙甘草二钱

主症：老人肘臂痛，头眩目干者，脉燥疾者，实属津液干枯，后方主之。

寸冬四钱（带心）知母三钱　菟丝子两　玉竹三钱　生白芍三钱　柴胡根三钱　甘草二钱

主症：肘臂麻如虫行者，后方主之。

米仁两　灵仙二钱　五加皮二钱　防己三钱　清风藤三钱　海桐皮三钱　桑枝两

臂肘为太阴肺与阳明大肠经行之地，肘内侧者，属太阴。外廉者，属阳明。其痛有风寒湿热火燥之不同，有风寒湿之气合而成痹作痛。又但风、但寒、但湿、作痛者，有风湿热合而作成痹作痛者。又有但热作痛者，有无风但湿热作痛者。又火邪作痛与津液干枯燥结而作痛者。更有手太阳，其火之气上冲而作痛者。其痛时似折，肩似拔，痛不可忍，此为肘臂诸症之要领也。

腰部

腰痛之症，其因多端。凡风寒暑湿燥火之邪瘀积者，皆能痛。腰痛湿热者痿软，有发肿者，有肾虚，肾寒者。

主症：小便赤浊，腰痛脉沉数者，后方主之。

木通二钱　枳壳二钱　黄芩三钱　茯苓三钱　生白芍三钱　柴胡根三钱　甘草二钱

主症：小便白浊，腰痛洪缓者，后方主之。

泽泻二钱　茯苓三钱　防己三钱　萆薢三钱　厚朴二钱　黄柏二钱　甘草二钱

主症：小便白浊，腰痛脉迟缓者，后方主之。

韭菜子三钱　白术三钱　茯苓三钱　泽泻三钱　杜仲二钱　防己三钱　萆薢三钱

主症：腰痛烦热，小便赤少，脉沉数者，后方主之。

寄生两　黄柏二钱　柴胡根三钱　生白芍四钱　地骨皮三钱　生地四钱　甘草二钱

主症：腰痛烦躁，大便不行，脉散者，后方主之。

酒大黄二钱　生地四钱　生白芍三钱　寄生两　厚朴二钱　甘草二钱

主症：腰串气作痛，遇气脑则发者，后方主之。

枳壳二钱　厚朴二钱　柴胡根三钱　木香二钱　生白芍三钱　甘草二钱

主症：腰腿酸痛，脉大无力，或迟小无力，小便清白者，后方主之。

杜仲二钱　乌梅三钱　附子二钱　肉桂二钱　补骨脂三钱　韭菜子三钱　甘草二钱

主症：腰痛小便不利，脉缓者，后方主之。

茯苓三钱　白术三钱　泽泻三钱　猪苓三钱　桂枝二钱　赤芍二钱

主症：腰痛如刺，动则痛止，静则痛发，服前药无效者，后方主之。

赤芍三钱　南红花三钱　丹皮四钱　风眼草五钱　甘草二钱

主症：烦燥不安，身乏骨软，脉沉滑、沉疾、沉数者，后方主之。

寸冬二钱　生白芍三钱　地骨皮二钱　元参五钱　生地五钱　知母二钱　黄柏二钱
甘草二钱

主症：腰痛烦热，腰间高骨支出者，此系髓热，前方主之。

主症：腰中寒痛，下引小腹，或引胁作痛，小便清白，大便不燥，此乃肝腰痛，后方主之。

首乌三钱　杜仲二钱　桑寄生五钱　厚朴二钱　附子二钱　川椒二钱　甘草二钱

主症：腰痛强硬，小便不利，此乃太阳温热，后方主之。

荷茎两　茯苓三钱　防风三钱　黄柏二钱　甘草二钱

主症：腰痛骨软，小便余漓，后方主之。

川断三钱　杜仲三钱　锁阳三钱　附子二钱　甘草二钱

主症：老人脊痛、腰痛、四肢无力，小便余漓，后方主之。

狗脊五钱　萆薢三钱　杜仲三钱　锁阳三钱　首乌三钱　甘草二钱

主症：偶然动转，腰中岔气，痛不可忍，服砂灵丹一付，安睡醒则立愈。如不愈者，后方主之。

木香二钱　葫芦巴二钱　乌药三钱　荔子核三钱　枳壳二钱　厚朴二钱　甘草二钱

主症：跌扑腰痛，不能转侧，后方主之。

南红花三钱　归尾三钱　骨碎补三钱　没药二钱　乳香二钱　甘草二钱

主症：房劳过度，精少阴亏，虚衰无力，头目昏花，腰中缓痛，后方主之。

生地黄五钱　山药两　泽泻三钱　丹皮二钱　山萸肉二钱　茯苓二钱

肾虚腰痛又方：首乌三钱　当归三钱　仙茅三钱　锁阳三钱　狗脊三钱　炙甘草二钱

主症：腰痛项强，脊背如负重物，后方主之。

荷茎两　防己三钱　地骨皮二钱　茯苓三钱　泽泻三钱　甘草二钱

主症：腰痛如针刺，不可以俯仰回顾，后方主之。

柴胡根三钱　生白芍三钱　枳壳二钱　牡蛎三钱　甘草二钱

主症：腰痛不可回顾，谵语妄见，妄闻，善悲，申酉时加重，后方主之。

大黄三钱　枳壳二钱　槐花五钱　紫朴二钱　甘草二钱

主症：腰痛肢硬，如张弓努弦，默默然，不敢动，后方主之。

丹皮三钱　赤芍三钱　寄生五钱　夏枯草三钱　甘草二钱

主症：腰痛引肩，目眈眈腰如折，善恐，后方主之。

荷梗两　泽泻五钱　石莲子三钱　茯苓四钱　甘草二钱

主症：腰肿痛，如小锤重坠，后方主之。

泽泻三钱　木通二钱　萆薢三钱　茯苓三钱　甘草二钱

主症：腰痛不可俯仰，则恐仆，后方主之。

南红花三钱　茜草三钱　乳香二钱　骨碎补二钱　当归三钱　甘草二钱

主症：腰痛汗出而渴，后方主之。

葛根三钱　花粉三钱　桑叶三钱　地骨皮二钱　甘草二钱　五味子钱

主症：腰痛觉腰上冲闷，善悲善恐，后方主之。

香附三钱　莲实三钱　木香二钱　升麻二钱　甘草二钱

主症：腰痛烦热，遗溺，后方主之。

泽兰三钱　元胡三钱　南红花三钱　桃仁二钱　黄芩三钱　甘草二钱

主症：腰痛咳则筋缩急，周身烦热，后方主之。

丝瓜络三钱　桔梗三钱　桑枝两　黄芩三钱　甘草二钱

主症：腰痛脊背，几几烦热，后方主之。

葛根三钱　麻黄二钱　生白芍三钱　浮萍二钱　甘草二钱

主症：腰痛如有气攻作痛，后方主之。

木香二钱　葫芦巴三钱　香附三钱　枳壳二钱　厚朴二钱　甘草二钱

主症：腰缓痛，右尺脉大，按之无力，后方主之。

五味子二钱　附子二钱　熟地黄五钱　山药两　甘草二钱

主症：以上之腰痛，如妇人因血不调者，概不在此例。然妇人亦有不因经血病而腰痛者，亦须照方治之。

心部

凡心痛，非火即气寒心痛者，百不过一。

主症：心中暴痛，四肢凉，脉沉小者，此系厥阴心痛，火闭邪气，后方主之。

柴胡根三钱　生白芍三钱　枳壳二钱　厚朴二钱　南红花三钱　甘草二钱

主症：心痛冲逆，呕吐大便不行，后方主之。

大黄三钱　枳壳二钱　地骨皮二钱　柴胡根三钱　生白芍三钱　厚朴二钱　甘草二钱

主症：心下痛高鼓，手不可按，疼痛难忍，此系胃肿作痛，后方主之。

大黄二钱　元明粉二钱　厚朴二钱　枳壳二钱　生白芍三钱　甘草二钱　鲜石斛二钱

又方：寸冬三钱　生地黄三钱　大黄二钱　元明粉二钱　枳壳二钱　生白芍三钱

鸡内金三钱　甘草二钱

又方：鲜木瓜二钱　茯苓三钱　寸冬三钱　生白芍三钱　玄明粉二钱　枳壳二钱
甘草二钱

胸膈冲闷，饮食不下，形容如故，后方主之。如大便不行者，加大黄。

柴胡根三钱　枳壳二钱　厚朴二钱　生白芍三钱　青皮二钱　甘草二钱

此方治冲闷，进饮食，消胀饱，为第一神方。

主症：凡心胃通，服药后痛止，饮食不痛，此系病愈，肠胃脂膏缺欠，以
后方主之。

鲜木瓜三钱，如无用渣片代　生白芍三钱　鸡内金三钱　枳壳二钱　茯苓三钱
柴胡根三钱　生甘草二钱　厚朴二钱

主症：心疼呕逆，吐酸水者，后方主之。

青蒿三钱　柴胡根三钱　厚朴二钱　枳壳二钱　红叩二钱　木香二钱　甘草二钱
送重碳酸。

主症：心疼呕吐苦水者，后方主之。

柴胡根三钱　生白芍三钱　枳壳二钱　厚朴二钱　青皮二钱　甘草二钱

主症：心痛较有积气，冲痛者，后方主之。

黄连二钱　生白芍三钱　生地黄四钱　寸冬三钱　柴胡根三钱　枳壳二钱　甘草二钱

主症：心痛口渴，气上冲，心中烦热，觉似欲搐者，后方主之。

乌梅二钱　生白芍三钱　胆草二钱　川黄连二钱　黄芩三钱　柴胡根三钱　枳壳二钱
甘草二钱

心痛吐扰，亦用前方主之。

主症：心中悸动跳痛，胸膈冲闷，寸脉沉数者，后方主之。

黄连二钱　姜半夏二钱　茯苓三钱　陈皮三钱　厚朴二钱　甘草二钱

主症：心痛脉迟，遇凉则疼，大便泄泻，或不泻色淡白，小便清白者，后
方主之。

良姜三钱　砂仁三钱　豆蔻钱　白术二钱　香附三钱　厚朴二钱　甘草二钱

主症：心下搅痛，口吐酸水，乃因食滞作痛，宜吐之，后方主之。

瓜蒂五钱　赤小豆钱　共研开水冲服，吐出食物自愈。

主症：心下搅攻，攻冲烦闷，日久不愈，后方主之。

酒大黄三钱　枳壳二钱　厚朴二钱　神曲三钱　麦芽三钱　生白芍三钱　甘草二钱
此方欲久服之，可去酒大黄。做水丸，每服一至二钱，日二至三次服。

腹部

腹为太阴所主，又有任脉自上下行。旁有少阳，厥阴之经，下是少阴寒水之位。又小肠大肠膀胱皆居腹中，其病有因太阴寒湿，湿热，下陷者。亦有任脉瘀滞，而不行者。亦有厥阴肝，少阳胆经，气作痛者。更有少阳虚寒作痛者。亦有寒从脐入而作痛者。如小肠、大肠、胞油、膀胱，发肿热而腹痛者。又风寒暑湿燥火，各有腹痛之病。小肠疝气，大肠气滞，而腹痛更多，此腹痛之大略也。

主症：呕吐不食，腹胀作痛，大便如常。或太阴寒泻者，后方主之。

干姜三钱　白术三钱　茯苓三钱　人参二钱　炙甘草二钱

主症：寒湿直中脐下，腹凉疼痛，痛不可忍，畏寒凉，脉沉缓或虚大者，皆是寒邪中于丹田，后方主之。

天雄二钱　白术三钱　干姜三钱　补骨脂二钱　肉桂二钱　甘草二钱

主症：前症悉具，惟脐搅痛者，此是寒邪由脐而入，伤及小肠丙火，后方主之。

肉桂二钱　干姜三钱　白术三钱　人参二钱　炙甘草二钱

主症：口苦咽干，头眩，寒热往来，腹痛者，此是少阳火邪内动，后方主之。

柴胡根三钱　生白芍三钱　黄芩三钱　牡蛎三钱　厚朴二钱　枳壳二钱　甘草二钱

主症：腹痛惊恐，大便泄泻，色青，脉沉弦，而迟者，此是寒腹痛，后方主之。

川椒二钱　肉桂三钱　山萸肉二钱　小茴二钱　甘草二钱

主症：腹痛呕吐，烦热，气上冲心，四肢厥逆，食酸者，此是厥阴肝经火邪，后方主之。

秦皮三钱　生白芍三钱　柴胡根三钱　胆草二钱　厚朴二钱　甘草二钱　丹皮二钱

主症：厥阴肝寒腹痛，面色青白，大便自利，小便色白，脉沉弦者，后方主之。

145

小茴二钱　吴茱萸三钱　桂枝三钱　干姜三钱　甘草二钱

主症：少腹痛，胸满引胁，或兼腰痛，此是肝寒腹疼，后方主之。

吴茱萸二钱　肉桂二钱　何首乌三钱　川椒钱　炙甘草二钱

主症：少腹痛，肾子忽肿忽消，脉迟缓，此是肝寒狐疝之腹疼，后方主之。

乌药三钱　小茴三钱　大茴三钱　丁香二钱去盖　桔核三钱　甘草二钱　桂枝三钱

主症：奔豚腹痛，其来攻冲难忍，后方主之。

白术三钱（土炒）　茯苓三钱　附子二钱　桂枝三钱　生白芍三钱　干姜三钱　甘草二钱

主症：素日腹中缓痛，或发或止，小便清白，痛在脐，此乃少阴肾寒，后方主之。

附子三钱　细辛钱　干姜三钱　白术土炒三钱　茯苓三钱　炙甘草二钱

主症：腹痛脉沉，头昏沉，阵阵如扑地者，后方主之。

茯苓三钱　猪苓三钱　白术土炒三钱　附子三钱　桂枝三钱　炙甘草二钱

主症：脐下冲痛，其痛甚暴，剧则呕吐，大便燥结，脉来如钩，有上无下，小便赤者，后方主之。

柴胡根三钱　枳壳二钱　厚朴二钱　甘草二钱　生白芍三钱　大黄二钱　元明粉三钱　干姜三钱

服之大便行者，痛止如吐甚，加姜半夏二钱，如服后大小便赤者，去干姜加鲜石斛。

主症：偶然腹痛，身热按之脐腹热者，恐是三焦中热腹痛，治之法，用胡椒三粒研末，开水服之，服后痛剧者，乃是中热，后方主之。

大黄二钱　川楝子三钱　滑石三钱　枳壳二钱　厚朴二钱　生白芍三钱　甘草二钱

主症：忽然腹中暴痛，按之脐凉者，乃是中寒，温和者，亦是中寒，后方主之。

天雄二钱　肉桂二钱　白术三钱　干姜三钱　茯苓三钱　炙甘草二钱

主症：小腹疼痛，小便清白如米汁者，此乃温热腹痛，后方主之。

荷叶三钱　五加皮二钱　通草二钱　川楝子二钱　厚朴二钱　枳壳二钱　甘草二钱　生蒲黄三钱

主症：腹痛烦热，小便赤涩，大便黏腻，色赤，心烦者，此是小肠火热腹痛，后方主之。

黄芩三钱　生白芍三钱　柴胡根三钱　大黄二钱　厚朴二钱　枳壳二钱　甘草二钱

主症：腹痛肠鸣，畏寒凉，大便泄泻，完谷者，此乃小肠寒邪腹痛，后方主之。

白术土炒三钱　干姜三钱　姜半夏二钱　砂仁二钱　茯苓三钱　炙甘草二钱

主症：腹中攻痛，如气攻鼓之状，或下通睾丸，脉沉数者，此乃小肠火疝，后方主之。

川楝子三钱　枳壳二钱　黄芩三钱　厚朴二钱　生白芍三钱　木香二钱　甘草二钱

主症：前症悉具，脉迟者，乃是小肠寒疝，后方主之。

葫芦巴三钱　桔核三钱　荔核三钱　木香二钱　附子二钱　小茴二钱　炙甘草二钱

主症：小肠火邪，热而发肿，大便赤溏而少，形似痢疾，心烦口渴，脉沉数者，后方主之。

黄芩三钱　生白芍四钱　枳壳二钱　厚朴二钱　胆草二钱　木香二钱　甘草二钱
剧者加大黄一二钱

主症：腹痛一次，大便行一次，此是大肠气滞腹痛，后方主之。

莱菔子三钱　木香二钱　沉香二钱　枳壳二钱　厚朴二钱　甘草二钱

主症：腹痛闷胀，大便不行，行少而色赤者，此乃大肠火邪腹痛，后方主之。

槐角五钱　酒大黄三钱　苦参钱　枳壳二钱　厚朴二钱　生白芍三钱　甘草二钱

主症：大便下血，腹痛，里急后重，此乃大肠发肿，后方主之。

生地榆三钱　椿皮三钱　苦参钱　酒大黄二钱　枳壳二钱　厚朴二钱　甘草二钱

主症：腹痛大便下痢，烦热口渴，小便赤浊，此是大肠湿热，后方主之。

白头翁两　通草二钱　川黄连二钱　生白芍三钱　茯苓三钱　甘草二钱

主症：大便不行，腹中作痛，按之积结者，此乃大肠燥痛，后方主之。

大黄三钱　芒硝三钱　枳壳二钱　厚朴二钱　生白芍三钱　甘草二钱

主症：忽然腹中暴痛，大便泻痢浊秽，此为肠澼，后方主之，下尽自愈。

莱菔子三钱　木香二钱　枳壳二钱　厚朴二钱　黄芩二钱　甘草二钱

主症：腹满泄泻，烦热腹痛，按之小腹火热过甚，敲之膨膨有声，此乃三焦火热，发肿之腹疼，后方主之。

大黄二钱　生石膏三钱　滑石三钱　枳壳二钱　生白芍三钱　厚朴二钱　甘草二钱

主症：腹满烦热，小便不利，腹痛者，此是三焦湿热，后方主之。

白头翁两　通草二钱　花粉三钱　生白芍三钱　滑石三钱　甘草二钱

主症：小便鲜黄，腹痛身热，后方主之。

生白芍三钱　通草二钱　黄芩三钱　青皮二钱　厚朴二钱　甘草二钱

主症：腹痛将怒及惊，胁满痛，手足躁，不得安，后方主之。

生白芍二钱　胆草二钱　黄芩三钱　大青叶三钱　青皮二钱　厚朴二钱　瓜蒌五钱
甘草二钱　枳壳二钱

主症：胁满痛，泄泻，头重鼻色赤，欲呕，身热，后方主之。

黄连二钱　枳壳二钱　厚朴二钱　酒大黄三钱　生白芍三钱　生地二钱　甘草二钱

腿部

自胯至足，乃足三阴、三阳经之地，三阳行于前廉，三阴行于后廉。如抽挛筋痛，此乃足厥阴肝经之病。解㑊足下热痿痹，躁扰不安者，足少阴之病。诸骨节痛，寒热往来，足外热不能转侧者，此乃足少阳之病。足下湿重，足痿不收，脚下痛，身重者，此乃足太阴之病。骨里伏兔外廉痛，及足跗上痛，此乃足阳明经之病。如腘痛欲结，踹痛如裂，或廉脊痛者，此足太阳之病。此乃自胯至足之病，总其要领，方列如后。

主症：足厥阴肝经之病，后方主之。

生白芍三钱　丹皮二钱　夏枯草三钱　生地五钱　桑白皮两　甘草二钱

主症：足少阴腿痛者，后方主之。

天冬三钱　元参五钱　地骨皮三钱　生白芍三钱　金银花两　甘草二钱

主症：足少阳腿痛者，后方主之。

柴胡根三钱　生白芍二钱　夏枯草三钱　桑白皮两　茵陈三钱　甘草二钱

主症：腿痛者，以后方治之。

防己三钱　草薢三钱　地骨皮三钱　桑枝两　黄柏二钱　五加皮二钱　牛膝三钱
甘草二钱　此方上肢痛，用桑枝。下肢痛者，用桑白皮。四肢皆痛者，桑枝、桑皮同用。

主症：阳明腿痛后方主之。

槐枝两　桑白皮两　元明粉三钱　葛根五钱　酒大黄二钱　甘草二钱

主症：足太阳腿痛，后方主之。

地骨皮三钱　桑白皮两　荷茎两　防己三钱　萆薢三钱　黄芩三钱　甘草二钱

主症：胖人偶然腿痛，或红肿身重，此系湿热，后方主之。

木通二钱（瘦人不用）　防己三钱　萆薢三钱　黄柏二钱　桑枝两　生白芍三钱 枳壳二钱

主症：腿痛，小便澄清白浊，均系湿热，后方主之。

防己三钱　桑枝两　海风藤三钱　萆薢三钱　地骨皮二钱　茯苓三钱　黄柏二钱

主症：四肢痛，彼肿此消，此肿彼消轻（原作"清"，径改），后方主之。

威灵仙三钱　五加皮二钱　防己三钱　海风藤三钱　萆薢三钱　地骨皮二钱　桑 枝两

主症：老人脚痛，腰痛，后方主之。

狗脊三钱　杜仲三钱　桑白皮两　萆薢三钱　防己三钱　茯苓三钱

主症：妇人体肥，身重，经血不利，腿肿痛，或肘臂肿痛，后方主之。

南红花三钱　丹皮三钱　桑枝两　防己三钱　萆薢三钱　木通二钱　地骨皮二钱

又方：赤芍三钱　南红花三钱　荷叶三钱　威灵仙二钱　五加皮二钱　桑枝两 防己三钱　鸡血藤三钱

主症：腿痛麻木，如虫行者，后方主之。

牛膝三钱　五加皮三钱　蛇床子二钱　薏米仁两　防己两　桑白皮两　泽泻二钱

主症：腿痛大便不实，小便清白，气息虚微，恶风恶寒，腿痛见热则止，后方主之。

当归五钱　附子二钱　肉桂二钱　威灵仙三钱　川乌二钱　仙茅三钱　甘草二钱

主症：腿痛血络黑粗，后方主之。

鸡血藤三钱　丹皮三钱　赤芍三钱　茜草四钱　甘草二钱　防己二钱

主症：腿痛起红瘢，如云片者，后方主之。

丹皮三钱　南红花三钱　丹参三钱　茜草三钱　赤芍三钱　生牛膝三钱　甘草二钱 归尾三钱

主症：腿疼身热，口渴数饮，骱酸，足下热不欲言，后方主之。

地骨皮三钱　生白芍三钱　车前子三钱　冬葵子三钱　天门冬三钱　寒水石三钱

主症：身热好卧，腰痛腿痛，此乃脾热下陷，后方主之。

升麻二钱　防己三钱　黄芩三钱　五加皮三钱　萆薢三钱　地骨皮三钱　甘草二钱

主症：腿痛烦躁，不得安卧，小便黄痛，时足凉者，或鸡鸣时痛剧，后方主之。

龙胆草三钱　牛膝二钱　生白芍三钱　地骨皮二钱　秦皮三钱　甘草二钱

痿症部

《内经》黄帝问曰：五脏使人痿何也？岐伯对曰：肺主身之（原缺身之二字，后补）皮毛，心主身之血脉，肝主身之筋膜，脾主身之肌肉，肾主身之骨髓，故肺热叶焦，则皮毛虚弱急薄著，则生痿躄也。按此所说言五脏之痿，皆因肺叶焦，则皮毛虚弱急薄著，则生痿躄也（注：原书稿缺后13字，据《内经》补）。后再辨五痿之形证。

心气热，则下脉厥而上，上则下脉虚，虚则生脉痿，枢析挈，胫纵而不任地也（注：原书稿缺后7字，据《内经》补）。肝气热，则胆泄口苦，筋膜干，筋膜干则筋急而挛，发为筋痿。脾气热，（注：则胆泄至脾气热，一段原书稿缺如，据《内经》补）。则胃干而渴，肌肉不仁，发为肉痿。

帝曰：何以得之？岐伯曰：肺者，脏之长也，为心之盖也，有（原缺有字，后补）所失亡，所求不得，则发肺鸣，鸣则肺热叶焦，故曰：五脏因肺（原无二字）热叶焦，发为痿躄，此之谓也。

痿症面白虚衰，皮干毛枯，气短，后方主之。

寸冬三钱　天冬三钱　花粉三钱　生地黄五钱　山药两　人参三钱　牛蒡子三钱　葛根五钱　木瓜三钱

主症：痿躄面赤，烦热，足凉，后方主之。

生地四两　生白芍二钱　寸冬三钱　花粉三钱　天门冬四钱　丹参二钱　南红花三钱　郁金三钱　粉葛根五钱　木瓜三钱

痿躄惊恐，筋急爪枯，后方主之（原书稿未见后方）。

《灵兰真传》别名（俗写）刊正对照表

别名（俗写）	正名	别名（俗写）	正名
生牛根、生牛力、生蒡子	生用牛蒡子	川军、锦军、将军、酒军、文军	大黄
子芩	黄芩	桂芝	桂枝
玉金	郁金	槐芝	槐枝
糖蒌	瓜蒌	蛇退	蛇蜕
川根朴、紫朴、根朴、子朴	厚朴	只壳	枳壳
黄七、箭芪	黄芪	天厷	天雄
於术	白术	巴豆双	巴豆霜
萆麻	蓖麻子	云苓	茯苓
吉利	蒺藜	泽夕	泽泻
真木瓜	木瓜	生芍	白芍
龙此	龙齿	盔沉	沉香
茅术	苍术	菖卜	石菖蒲
萆也、必也、必萆薢	萆薢	苏业	苏叶
清风屯	清风藤	具麦	瞿麦
海风屯	海风藤	芡什	芡实
铁甲将军	蜣螂	甜寸云	肉苁蓉
川连	川黄连	台寸	疑似麝香，但本书用量过大
皮苓	茯苓皮	莲薏	莲子心
莱付子	莱菔子	鹿交	鹿角胶
石明	石决明	石皮	石韦

别名（俗写）	正名	别名（俗写）	正名
杞果	枸杞子	僵虫	僵蚕
元酒	黄酒	坤草	益母草
广角	犀牛角	荷业	荷叶
香仉	香薷	谷精珠、谷精子	谷精草（种子）
草明	草决明	台射	射干
山枝、枝子	栀子	双枝	桑枝
姜半下	姜半夏	双叶	桑叶
真金菜	黄花菜	仁米	薏米仁
东黄	牛黄	骨片	龙骨
耳茶	儿茶	卷桂、紫桂	肉桂
申姜	骨碎补	土术	炒白术
金果兰	金果榄	大青药	大青叶
生双皮	桑白皮	双花	金银花
生地芋	生地榆	小草	远志苗
漳丹	樟丹	吉核	橘核
紫桂	肉桂	双硝	桑螵蛸
汗三七、漢三七	三七	青代	青黛
连召	连翘	生夕	牛膝

西　药

别名（俗写）	正名	别名（俗写）	正名
华士林	凡士林	黄典汞	碘酒
硝强灭	硝强灰	重碳酸	碳酸氢钠（重曹）